Clinical Guide to Musculoskeletal Palpation

肌肉骨骼触诊
临床指南

编 著 〔美〕 迈克尔·马萨拉基奥
　　　　　　查娜·弗罗梅尔

主 审 官成浓

主 译 李 哲

副主译 付 媛 宋子凡 龚 炜

U0326320

天津出版传媒集团

━━━━━━━━━━━━━━━

天津科技翻译出版有限公司

著作权合同登记号:图字:02 - 2018 - 223

图书在版编目(CIP)数据

肌肉骨骼触诊临床指南/(美)迈克尔·马萨拉基奥
(Michael Masaracchio),(美)查娜·弗罗梅尔
(Chana Frommer)编著;李哲主译. —天津:天津科
技翻译出版有限公司,2020.5
书名原文:Clinical Guide to Musculoskeletal Palpation
ISBN 978 - 7 - 5433 - 3959 - 0

Ⅰ.①肌…　Ⅱ.①迈…　②查…　③李…　Ⅲ.①肌肉骨
骼系统 - 触诊 - 指南　Ⅳ.①R680.4 - 62

中国版本图书馆 CIP 数据核字(2019)第 162865 号

授权单位:Human Kinetics, Inc.
出　　　版:天津科技翻译出版有限公司
出 版 人:刘子媛
地　　　址:天津市南开区白堤路 244 号
邮政编码:300192
电　　　话:(022)87894896
传　　　真:(022)87895650
网　　　址:www.tsttpc.com
印　　　刷:高教社(天津)印务有限公司
发　　　行:全国新华书店
版本记录:787mm×1092mm　16 开本　21 印张　420 千字
　　　　　2020 年 5 月第 1 版　2020 年 5 月第 1 次印刷
　　　　　定价:138.00 元

(如发现印装问题,可与出版社调换)

献　词

　　谨以本书献给我的妻子 Saveria，我的父母 Agnes 和 Dennis，以及我的姐姐 Jennifer。Saveria，我爱你们超过一切，也非常幸运你能够出现在我的生命中。父亲、母亲，没有你们这些年的指导和支持，我的这个项目将不会完成。Jen，我不敢再奢求有一个比你更好的姐姐了，因为你总是包容我，无论我如何，是怎样的状态。我爱你们！

——MFM

　　我要把这本书献给我的父母 Myron 和 Eileen，我的家人和朋友们。父亲、母亲，感谢你们给予我终生的学习机会和持久的爱、支持和鼓励，不然，我不会取得今天的成绩。对于我的兄弟姐妹、我的大家庭成员、朋友们，感谢你们的爱、支持、鼓励和对这个项目以及我所有工作的持续关注。特别要感谢我的姑妈 Minna，你提供的帮助使这个项目取得成功。希望你们知道，你们是我的一切。我一直爱着你们！

——CBF

　　我们想要把本书献给成千上万的学生们，他们激发了我们的灵感。他们的辛勤工作、奉献和发人深省的问题使我们坚持理想并将其变为现实。我们祝愿过去、现在和未来的所有医护工作人员在他们的工作岗位上做得更好，并在此感谢他们在患者的生命中产生的不可替代的影响。

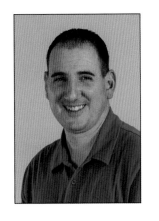

Michael Masaracchio，PT，PhD，OCS，SCS，FAAO-MPT，是布鲁克林长岛大学物理治疗系解剖实验室的副教授和课程协调员。他是美国物理治疗协会中骨科和运动物理疗法的执业医师。多年来一直从事理疗师的工作，他目前是 Masefield Cavallaro 物理治疗的高级治疗师，他擅长骨科和运动相关疾病的检查和治疗。除了获得 Regis University 手法专业的奖学金，Dr. Masaracchio 还被任命为运动物理疗法考试的命题专家。他在 *Journal of Orthopaedic and Sports Physical Therapy*（2013 年 3 月）上发表了一项随机临床试验，关于在机械颈痛的管理中胸椎刺突操作的应用。Dr. Masaracchio 还同他人合作发表了两篇文章，一篇是关于对一个 13 岁的足球运动员内侧副韧带损伤的处理（*International Journal of Sports Physical Therapy*，2009 年 5 月），另一篇是关于小儿和青少年运动损伤的原因和预防的综述文章 （*Orthopaedic Physical Therapy Practice*，2008 年 7 月）。

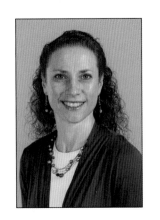

Chana Frommer，PT，DPT，OCS，SCS，RISPT，CCI，是布鲁克林长岛大学物理治疗系的副教授。她是美国物理治疗协会认证的骨科和运动物理疗法执业医师。多年来，她一直从事理疗师的工作，目前是 All Seasons 骨科和运动物理治疗科主任，擅长骨科和运动相关疾病的检查和治疗。最近，被任命为骨科和运动物理疗法考试的命题专家。她是国际认证的运动物理治疗师，也是被美国物理治疗协会认证的临床讲师，同时也是物理治疗学生在临床实习时的辅导员和导师。Dr.Frommer 曾在一篇关于对一个 13 岁的足球运动员内侧副韧带损伤的处理的案例研究，以及另一篇关于小儿和青少年运动损伤的原因和预防的综述文章上作为首席作者。

　　掌握触诊技术需要将基础科学的广泛知识以及应用艺术的天赋进行独特融合。其专业核心技能依赖于对解剖学知识(不同类型结构的位置和架构)的充分了解。触诊的艺术成分是同等重要的,但或许更难达到。这对你获得患者的信任和友好交往是十分必要的。除了经验和实践,它更依赖于一种内在的"感觉",而非解剖学知识。实现这种融合是一种挑战,也是教育者们努力奋斗想传递的。

　　本书出版的目的是帮助学生和专业医护人员成为表面触诊技术方面的专家。我们的目标是去制订一种综合的、容易使用的指南,以提高那些触诊学科专业医护人员的技能。其中包括(但不局限于)物理治疗师、物理治疗助理、内科医生(整形外科医生)、医师助理、运动治疗师、职业治疗师、按摩疗法医生、按摩师,以及这些领域的学生。整本书我们用术语"临床医生"来包括所有医护从业者,用"患者"来包含所有正被进行触诊的人。我们意识到这些术语可能不完全适合每个使用本书的人,但是为了一致性不得不做出这个选择。

　　我们写这本书只想让其作为一本触诊技能的指南。在有关触诊技能的章节中,还包括了有关解剖学的简要回顾,对解剖学和运动学概念的彻底复习是使用本指南的先决条件。我们建议,在阅读前,有必要回顾一下相关的解剖学和运动学知识。

　　目前市场上有许多优质的触诊书籍。我们既是临床物理治疗师又是教育工作者,这样的特殊身份让我们觉得有义务来撰写一本容易使用的、更适合临床的指南。这本书的编排方式是将人的身体按部位划分而不是按关节划分。这有助于提高流程和简化内容。相关的骨组织和软组织结构是相互联系的,而不是独立的,这将有助于提高读者对解剖关系的理解能力,并进一步提高临床检查和治疗的技术。当你正在触诊的时候,骨解剖和软组织结构解剖的艺术性将会给予你想象不同部位结构的解剖关系的能力。

　　每一种触诊技术都是以简单的逐级说明的形式呈现的。每一种触诊技术的讨论都附有一张照片,让你可以看到每一项技能都是与一步一步的书面指令结合在一起的。请注意,在拍摄照片时,对有些情况进行了微小的调整,以优化触诊的视觉效果。这种整体方法对于强化解剖学基础知识十分有益,将会加强解剖学知识的清晰度和应用性来进一步完善触诊技术。

对于所涵盖的技术,我们根据临床经验确定最佳位置。请注意,其他位置或许也是适宜的,因此我们鼓励你在必要的时候使用你的临床判断。另外,在临床检查时,你应该考虑患者需要改变位置的次数。在任何时候,都要考虑到你的患者,使其舒适和得体(可使用垫巾、罩衣或枕垫等)。

在各章中都设有"小贴士"和我们所说的"临床拾遗"。"小贴士"是简要的描述或关于所讨论的特殊结构的说明。"临床拾遗"包含重要的临床相关信息,这是根据从结构鉴定和评估中得到的信息来处理和理解的。这些不一定都能得到研究的支持——很多都是基于我们作为临床医生的经验。然而总的来说,医疗领域在循证研究下继续前进,我们坚信还需要大量的艺术和技巧。我们感觉这在触诊中特别重要,对所有的手法操作技能也一样。我们已经尝试通过我们的临床经验获取一些技术并传授给你,但是当你获得自己的经验时,也鼓励你去提高自己的技能。

每一章的最后都是描述一种常见部位临床症状的病例研究。这要求你在应用新得到的知识和技能时,要结合以前的知识进行全面的检验,并使用临床推理技巧做出正确的诊断。

本书进一步丰富的是教师资源——图像库。这个图像库提供了文本中所有的照片、数据和表格,并按章节分类。而教师则能通过使用图像库来充实课堂内容、制作讲义、做 PPT 演示文稿等。

"康复的科学,关怀的艺术"是一句在物理治疗领域(美国物理治疗协会)的格言。我们都坚信它,并努力以此为勉。我们感觉到,其确实适用于一般的医疗保健领域。我们基于这种理念写成本书,尝试传播艺术和科学方面的精华,以发展触诊技术。我们希望这也是你能牢记于心的东西,并在你的实践中得以应用。

致 谢

　　如果没有许多人的支持和奉献,《肌肉骨骼触诊临床指南》一书的出版就不可能实现。我们要感谢长岛大学的同事在整个过程中的支持。在我们加入他们的行列之前,他们中的一些人已是我们的老师,没有他们作为整个教育和事业中强有力的榜样,我们将不能够实现这个目标。我们还想感谢我们的研究生助理 Samuel Flax,感谢他为这本书的索引提供帮助。

　　另外,我们需要感谢来自 Human Kinetics 出版公司的专业人士们。作为专业团队,他们是那么鼓舞人心、乐于助人、反应灵敏,更重要的是,他们对我们提出的想法总是持开放态度。可以说,没有他们,这个项目将永远不会完成。

目　录

第 1 章

触诊艺术和科学的介绍

本章将介绍一些重要的概念,这些概念将作为后续章节所涵盖的内容的基础。更重要的是,读者将会理解人类接触的力量以及语言和非语言交流在触诊过程中的重要性。本章还讨论了触诊的目的和作用,并提出了如何进行不同结构触诊的基本指导方针。自始至终,都强调了拥有全面的解剖学基础知识才能达到强大的触诊能力。

触诊的定义

"触诊"来源于拉丁文 palpatio,而这个拉丁文又从意思为"触摸"的动词演变而来。不管怎样,触诊的基本定义是对医疗专业人员的意义和重要性的充分简化。触诊是一种非常有效的、不能低估的工具。人们通过触诊传达了很多信息。好的触诊技术对建立患者对临床医生的信任、医生的自信及医患和谐关系是必要的,因为这常常是临床医生第一次与患者进行密切的身体接触。因此,拥有坚实的触诊技术是很重要的。当医生的触诊技术不那么强而有效时,患者们常能察觉到;这将会很难建立患者与临床医生间的信任关系。

触诊是一种手动确定皮下组织(骨头、肌肉、韧带和肌腱)的方法。重要的是,要留心皮肤里面和下面的一些软组织层。表面层包括了皮肤的表皮和真皮层;在这些下面是更深的皮下脂肪层,最终是底层的筋膜(图 1.1)(Beaman 等,2007)。因为不同结构层面,有不同程度的深度,所以考虑触诊结构周围的表层和皮下组织的数量很重要。这将指导临床医生要施加多大的力度。

触诊的目的

触诊是一项临床实践中常用的技术。研究表明,训练和经验在进行精确触诊时是必不可少的(Gerwin, Shannon, Hong, Hubbard & Gevirtz, 1997; Njoo & Van der Does, 1994)。触诊能够提供组织完整性、兴奋程度(激发)、受影响区域的温度、肿胀和畸形的信息(Dvorak & Dvorak, 1990; Dyson, Pond, Joseph & Warwick, 1968; Dyson & Suckling, 1978; Gerwin 等, 1997; Hsieh 等, 2000; Njoo & Van der Does,

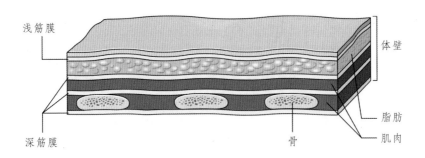

浅筋膜

体壁

深筋膜

骨

脂肪

肌肉

图 1.1 软组织层。

1994)。

触诊有两个主要目的。一个目的是解剖触诊或结构鉴定。另一个目的是评估所确定的结构。触诊经常被用来获取信息,并和其余的检查结果相比较,以得到正确的诊断。在本书中,最基本的目的就是描述和提供肌肉骨骼系统的解剖触诊指导。这类触诊被用来识别解剖学标志和它们与身体其他结构的关系。自始至终,本书强调了通过对各种结构的触诊获取重要的临床信息,而这些信息可能影响临床所做的决定。举个例子,踝关节受伤后会伴有侧踝的压痛、肿胀以及不能承受体重,提示让临床医生进行踝关节的影像学检查(Stiell 等,1995)。

触诊的心理运动技能

因为触诊有助于建立医生和患者之间的关系,所以在这个过程中开发和利用有效的交流技巧是很必要的。这包含了言语和非言语的交流技巧。能够清楚地解释并使患者对将会发生的事情感到舒适,以及获得患者的同意,是触诊极其重要的第一步。同时,还应该注意患者的非言语信号。这些将成为触诊过程中,患者感到不适或忧虑不安的迹象和线索。我们鼓励医生在触诊时慢慢来,并采取系统的方法,这两种方法都是为了建立医生和患者之间的对话,同时给予大脑一个空隙去处理手上正在感觉的东西。匆忙进行触诊不仅会导致不准确的评估,更重要的是,会对医生与患者的关系产生消极的影响。

学生和新手医生们常对触诊中应该使用多大力度存在疑问。关于触诊力度的建议从 4~5kg 不等(Frymann,1963)。这两个数字的差异非常大,我们认为,这只能作为一个指导方针来帮助临床医生和学生思考在触诊时施用压力的大小。为了澄清这个问题,我们建议考虑触诊的手指平面大小以及结构的深度。举个例子,如果触诊前臂后侧肌肉时,将手与肌纤维平行放置,可能会触及皮肤和浅表的皮下层。但是,调整手指使它们更垂直于前臂后侧肌肉,就能增加触诊压力和深度,以达到更深的软组织结构。这是一种触诊非常深层组织简单方式,而不需要增加更多的压力。

因为很难量化一个人使用的压力的数量,我们建议依靠触诊的组织和患者的身体类型来判断。就像已经提及的,留心目标结构的深度是重要的,发白的指甲床能够为临床医生施加多少压力提供一个快速指标。举个例子,内上髁和外上髁是极其浅表的,因此要求触诊时轻压力。这种轻压力只会引起指甲轻微的发白。

与此相反,在触诊更深层结构时,如腰大肌,需要更多的压力。在此情况下,可能会出现更多发白的指甲床。但是,我们警告临床医生们不要出现太多发白的指甲。在触诊时,施加更多的压力可能会丧失对触诊的组织结构的敏感性。记住,如果在触诊时触诊压力过度,并令患者恐惧,则很难达到对相关结构的准确评估。在任何时候,均应施加最小的力来定位和评估被触诊的结构。

贯穿全书,我们均推荐了识别结构的最佳位置。请理解,这些只是建议,其他的位置也可能使用。请留心患者的位置,特别是当患者处于烦躁状况时,因为改变位置常会增加症状。另外要记住,身体里某些特定的结构比其他结构要更深,对它们的触诊可能会使患者不舒服。我们建议,在两侧触诊这些结构时,要区分患者的正常反应和部位敏感。我们将进一步鼓励你从未涉及的方面着手,来建立某种类型的线性反应。

触诊作为检查的一个部分的重要性

触诊是一项心理运动技能,应该被视为检查过程的一个部分。检查通常至少包括详细的病史、关节活动度测试、肌力测试、特殊试验、关节灵活性评估、神经评分和预后评分。这些信息从触诊检查中收集,需要与其余的检查相结合。所有收集到的数据都将指导临床医生建立诊断和实施治疗策略;同时也有助于临床决策。

学生和新手医生们经常困扰于检查中触诊的时机。虽然目前还没有确定何时进行触诊检查的框架,使我们推荐使用临床推理有助于回答问题。然而,在检查中,密切注意患者报告的症状表现还是很重要的。举个例子,你应该问患者关于症状表现的问题,以便你确定状况是变坏了、保持原状,还是最初发生的疼痛或受伤好转了。当患者报告疼痛剧烈并对移动极度恐惧时,这通常表明为急性损伤。相反,当患者报告没那么疼痛和对移动少些恐惧时, 这通常表明处于亚急性或慢性治疗阶段的情况(Maitland,2006)。根据 Maitland(2006),检查的一个主要目的是评估敏感程度。高敏感性结构的特征为:移动时剧烈疼痛;最小限度的活动后疼痛增加;疼痛恢复到基准水平的时间较长(Maitland,2006)。这个信息可用来帮助确定检查过程的顺序。

在肌肉骨骼系统创伤后,会发生炎症反应。它的特点是红、热、肿和痛。炎症期的目标是从损伤部位清除坏死细胞和防止感染再次发生。这一阶段持续接近 7 天,也为其后的治疗打好基础。组织治疗的第二个阶段是修复期,特点是成纤维细胞迁移到伤口部位使组织继续愈合(Gogia,1992;Moore, Nichols & Engles,2010)。这一阶段最重要的是胶原蛋白的形成使伤口增加抗拉程度。其可以持续 3~20 天。治疗的最后阶段是重塑期,特点是瘢痕形成,Ⅲ型胶原蛋白转化为结缔组织中常见的 Ⅰ 型胶原蛋白。这一阶段大约从第 10 天开始,直到组织恢复到受伤前的力量。重要的是要记住,这些阶段并非是彼此相互排斥，而是在整个过程中有显著的重叠（Gogia，1992；Moore 等，2010）。

触诊有时候能够刺激组织，这可能影响检查的其余部分(关节活动度、功能测试等)所收集信息的准确性。患者的病史信息应该告知临床医生现在的敏感易怒程度，这将指导临床医生是否应该在检查开始或结束时进行触诊。因为这个决定要求持续的临床决策，对学生和新手医生们来说是困难的。因此，在我们看来，一般的经验法则是有用的——触诊应在检查结束时开始。这将为临床医生提供一个标准化的时间点来进行触诊并减少触诊刺激组织的概率。

解剖在触诊中的作用

在触诊前，必须拥有全面的解剖学知识。下列一些简单的建议有助于你提升触诊技术：

- 尝试在患者身上定位之前，先想象一下构造或被触诊的结构。
- 记住特定结构的深度。这将会给触诊时施加多大压力提供一些指示。
- 思考和想象目标结构连接的部位。记住周围的组织和这些结构之间的关系。
- 了解收缩和非收缩组织的相关知识，有助于提高识别整个肌肉骨骼系统各种结构的能力。考虑目标结构是否有办法能够使触诊更简单，这特别适用于能够收缩和舒张的骨骼肌，使识别更容易。

这些简单的步骤将在触诊中提供一些结构和指导。每一章都强调了与所覆盖的触诊有关的临床解剖学。文中讨论了相关的解剖结构。另外，还有一些表格，包括肌肉起点、止点、神经支配和肌肉动作。

为了建立本书其余部分的构架，需要回顾一些基础的解剖学。必须记住解剖学中立位的概念。这是所有解剖标志所引用的位置(图 1.2)，也是用来描述不同解剖结构间关系的位置。另外，其还是所有专业医护人员用来描述位置和记录检查结果的体位。关于解剖关系术语表和举例，见表 1.1 (Moore，Agur & Dalley，2011)。

不同结构的触诊

以下是本书中涵盖的各种各样结构的简要概述。在本章中，我们将讨论这些技术的基础知识以及对评估所产生的信息的解释。

皮肤

皮肤是最表面的,因此这是在触诊过程中遇到的第一个结构。因为这个器官非常浅表,在触诊时,评估皮肤只需轻微用力。皮肤的触诊能够提供温度、水肿、组织流动性、水合作用和营养变化的信息(Dvorak & Dvorak，1990)。

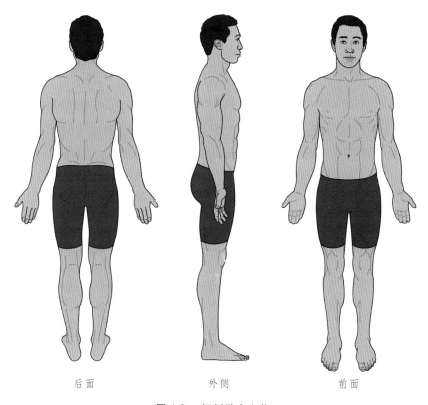

后面　　　　　　　外侧　　　　　　前面

图 1.2　解剖学中立位。

表 1.1　解剖关系术语

术语	意义	例子
前	在前面的;身体的前面	脐在结肠前面
后	在后面的;身体的后面	斜方肌位于菱形肌的后面
上	上面的;接近头的	鼻在嘴的上部
下	下面的;接近脚的	脐在胸骨的下部
内侧	接近身体的中线	第 5 指在第一指的内侧
外侧	远离身体的中线	桡骨在尺骨的外侧
近端	在肢体上部	肩部在肘部的近端
远端	在肢体下部	手在肘部的远端
浅	接近皮肤的表面	肱二头肌在肱肌的浅层
深	远离皮肤的表面	梨状肌在臀大肌的深层

温度

手背包含了许多游离的神经末梢,对皮肤温度的变化特别敏感。因此,手背用来评估皮肤温度的变化,能够显示当前炎症的程度,也有助于临床医生决定在检查过程中触诊的时间和使用压力的大小。

水肿

水肿存在几种类型,但是本书只讨论了肌肉骨骼的肿胀,特别是关节积液。为了检查肿胀,用轻压力作用于皮肤,以评估进入组织的潜在反弹液体,这能显示水肿是否存在。有一种被称为"敲击测试"的特殊测试,用来评估膝关节积液。临床医生在膝盖内侧关节线的下面开始温和地向上敲击两三下髌上囊袋。临床医生用另一只手沿着髌骨的外侧施加温和地向下压力。然后临床医生在髌骨的内侧面寻找波动的液体(Magee,2008)。一项近期的研究已经证明,这种评估膝关节积液的测试是一种可靠的方法(Sturgill, Snyder-Mackler, Manal & Axe, 2009)。

组织流动性

身体的 4 种主要的组织类型是上皮组织、结缔组织(骨、韧带和肌腱)、肌组织和神经组织(Moore 等,2010)。触诊过程中所有的组织类型都可能碰到,但本书的主要内容只是结缔组织、肌组织和神经组织。组织流动性通常用来评估皮肤和下面的皮下组织是否发生粘连(Ramsey, 1997)。正常的组织通常是软的、可移动的,在任何方向都能均匀地移动。在异常状态或损伤的情况下,组织会变硬、一碰就痛、干瘪的或者易碎的(Ramsey,1997)。一般的组织流动性能够用皮肤滑动测试、手指滑动测试、皮肤滚动测试进行组合评估(Johnson, 2010)。皮肤滑动测试用来评估皮下软组织的滑动能力。临床医生把手放在皮肤上,尝试温和地在下方的软组织结构上滑动皮肤(Johnson,2010)。手指滑动测试用来评估手指滑过皮肤的能力。在没有病理状态的情况下,手指应该能够滑过皮肤,对运动几乎没有阻力。在受伤、异常状态或脱水时,临床医生会感觉到阻力提高(Johnson, 2010)。最后,进行皮肤滚动测试时,通过用拇指和第 2 或第 3 手指的皮肤滚动来评估该区域(图 1.3)。这种测试可评估皮肤从下面软组织结构中提起的能力,通常能获得最多的信息(Johnson, 2010)。

水合作用

皮肤的评估提供了关于患者整体水合状态的基准信息。临床医生应该评估少汗或多汗症状的表现。鳞状的、开裂的皮肤可能是一种脱水或低汗症的迹象,临床医生必须调查潜在原因。

营养变化

临床医生需要评估皮肤完整性变化。其中包括但又不局限于皮肤的光泽度、多毛、少毛,甚至软组织潜在的肿胀。这些都可能是局部或全身疾病的迹象,需要做相应调查。

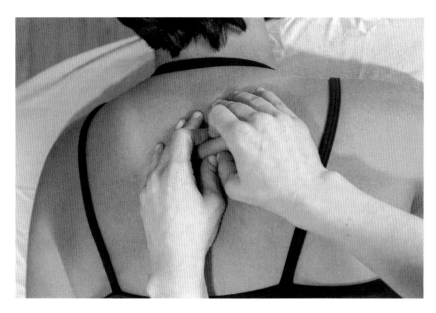

图 1.3　皮肤滚动测试。

骨

　　人类身体共有 206 块骨。骨结构的触诊能获得有价值的信息,如潜在的结构性缺陷、骨自身刺激性或连接骨的软组织的刺激性。另外,当触诊其他区域组织时,骨性标志也常被用来帮助临床医生确定方向。在骨触诊时,指尖应该垂直于被触诊的结构。这可以减少正被评估结构表面的软组织(皮肤、筋膜等)的运动。在某些情况下,骨性标志从周围的软组织中突起,因此很容易识别。在这些情况下,最小压力是必要的,指尖-结构角度不那么重要。

肌肉

　　身体由 600 多块骨骼肌组成,但并不是都能触诊到。触诊的压力大小取决于目标结构肌肉的深度。举个例子,斜方肌上部是常见的触诊上部浅表肌肉,需要最小压力。如果需要压力较大,触诊的肌肉可能是肩胛提肌。

　　肌肉的大小容易变化。当触诊肌肉的时候,应该考虑肌腹的大小。这可以提示触诊时该用多少根手指。当触诊较大的肌腹时,如股四头肌,应该用多根手指。相反,当触诊一块较小的肌肉时,如小圆肌,应该减少手指的数量,以消除触诊邻近肌肉肌腹的危险。为了核实目标肌腹的精确触诊,让患者交替收缩和舒张肌肉。如果不能感觉到收缩的话,应考虑重新评估手指的位置。

肌腱

　　肌腱是最常出现局部病理的软组织结构,如炎症或变性(Waugh,2005)。它们由结缔组织组成，特别是Ⅰ型胶原蛋白，通常可在连接着骨性标志的肌肉末梢中找到（Moore等，2010）。因为肌腱的表面积比大多数肌肉的肌腹要小，因此，用来触诊肌腱的手指数应该保持最少。对于浅的肌腱，用指尖沿着肌腱边界触诊就足够了。对于较深的肌腱，把手指指腹直接放在预想的肌腱处即可。然后应指导患者交替地收缩和舒张肌肉，这将会在肌腱上施加压力，有助于核实结构鉴别。

一些肌腱是相当浅的（如跟腱），因此评估肌腱结构、完整性、压痛或发炎迹象要求用最小的压力。肌肉骨骼系统的其他肌腱（如肩胛下肌肌腱）较深，需要用更大的压力来准确评估肌腱的状态。要注意，触诊肌腱时，应垂直于组织的方向（也就是肌肉纤维方向），这样可以更好地评估结构缺陷、炎症区域或压痛。

韧带

韧带是结缔组织的另一种类型。它们连接骨头与骨头，通常避免在特定关节处过度运动（Schultz，Rotatori & Clark，1991）。韧带是非收缩性组织，提高了关节的被动稳定性（Schultz等，1991）。与肌腱类似，有些韧带也很表浅，因此使它们易于触诊；膝关节外侧副韧带就是一个例子。在肌肉骨骼系统中，其他韧带较深，触诊起来较困难（即使它们可以触及），如距腓后韧带。像肌腱一样，应垂直于纤维走向进行韧带触诊。这将有助于评估可能已破坏的韧带的完整性。

神经

作为检查过程的一部分，神经触诊在临床实践中越来越普遍。一些神经，如臀下皮神经和臀上皮神经，不能够直接触诊。其他的神经，如尺神经和腓总神经，很表浅，因此容易触诊到。

再次强调，要用手指腹垂直于结构触诊。应使用适度的压力，因为准确识别该神经的力通常不足。因为神经较硬，因此有一定坚固性。

与肌肉骨骼系统的其他结构类似，神经长度的改变基于对其施加的力量。患者临床上经常出现与神经刺激一致的迹象与症状。因为许多神经不能在它们静息的位置直接评估，给予神经轻微的拉力可能会提高准确识别所述结构的能力。在某些神经损伤的病例中（如轴突中断），禁忌在神经上用拉力来提高触诊的精确性（Birch等，2012）。

血管

体表触诊的目标之一是准确识别肌肉骨骼系统的各种结构，而血管的触诊罕见。与之前提过的结构不同，血管评估的主要目的是去识别四肢远端脉搏的存在或缺失，而非结构本身。整个四肢和躯干脉搏的评估有时候是检查过程中一个极其重要的部分。在一些创伤或手术之后，远端脉搏的评估是不可避免的。然而，身体的一些动脉是不可能被触诊的（如椎动脉），而其他一些浅表动脉侧能够触诊到（如肱动脉、桡动脉、股动脉)。必须全面了解解剖学,才能评估整个四肢的脉搏。

脉搏应该被客观地评估为正常、升高(洪大、过于明显)、减弱或消失(Elliott & Coventry, 2012)。为了提高血管触诊的精确性,应使用一两个手指指腹的最小压力来触诊。拇指(第 1 手指)不应该用于触诊血管,应使用示指和中指来评价脉搏。深压可能会堵塞血管从而增加评估的难度。此外,应尽量使周围的表层组织不紧张。例如,为了准确识别肱动脉,指导患者尽可能地放松,将患者的前臂置于肘部屈曲旋前位置,这将使前臂的肌肉松弛,增加触诊的准确性。

滑囊

肌肉骨骼系统的一些滑囊可能需要在检查过程中评估。然而,大多数情况下,不将滑囊作为一个独特的结构进行触诊,有时压在黏液囊上的压力会引起压痛,从而在临床决策过程中提供有价值的信息。例如,三角肌下囊位于三角肌肌腱和肩袖肌腱之间。这个结构不能独立地触诊,因为与周围组织密切相关。但是,对于三角肌下滑囊炎,可能会发现局部疼痛和压痛,结合其他项目的检查,可得到更准确的判断。

在滑囊触诊过程中,我们建议用一种缓慢、有序的方式,即用两三个手指的指腹旋在所涉及的结构上。在我们看来,滑囊触诊能够对检查的结果产生显著的影响。大多数呈现急性滑囊炎的患者处于极大的痛苦中。在进行其他检查之前,触诊滑囊会刺激结构,可能导致其他部分的检查结果不可靠。

囊

肌肉骨骼系统的大多数关节拥有一个有助于促进关节的被动稳定性的关节囊。与其他的肌肉骨骼组织一样,一些囊不能够直接被触诊。其他囊,如那些在肘关节和膝关节周围的囊,是更浅表的和容易触诊的。受伤或手术后,肌肉骨骼系统的囊开始发炎是常见的事情。与未受累的肢体表现相比,可以观察到肿胀和随后囊的扩张。

用一种缓慢的有序的方式触诊囊,来感受液体的移动和其他炎症的迹象。使用的手指数量取决于关节的大小。例如,肘关节比膝关节小,应该用较少的手指来准确评估囊和周围组织。

皱襞

肌肉骨骼系统中表现为滑膜折叠的一些关节称为皱襞。有时候,这些可以在脊柱的小关节处找到,也可以在膝盖的内侧和外侧找到。在关节面的皱襞是不可能触诊到的。但是,当它们发炎和肿大时,在膝盖的皱襞是更容易触诊的,特别是在发生创伤或对膝关节有刺激的情况下。

应该使用两个手指的指腹用一定的压力触诊皱襞。以一种缓慢的有序的方式进行触诊是必要的,以便在触诊检查中不会完全忽略或错过某些结构。有时候,在触诊过程中,为了进一步暴露皱襞,可能需要改变关节位置。

触诊临床拾遗

- 患者必须首先了解你的重视程度。
- 触摸是体格检查过程中极其重要的内容。
- 记得要以谦逊和耐心的态度尊重患者，而且一定要在开始触诊前获得知情同意。
- 坚定而轻柔的手法提高结构识别度,也让患者放松。
- 为了避免对被触诊区域的抵抗,患者的信任是必要的。
- 解剖学的全面认识对准确触诊是必要的。
- 思考你尝试触诊的结构,以及如何更容易地识别这种特定结构。
- 触诊检查一般从那些能够帮助你确定方向的浅表结构开始。

结论

在本章中,我们尝试介绍了需要在触诊中变得熟练的背景知识。触诊作为临床检查过程的一部分,对于正在进行治疗的患者是重要的和必要的。记住,触诊练习会提高心理运动技能,但也要记住,临床医生必须投入足够的时间以提高认知和临床决策能力。

第 2 章

颅和面

虽然颅和面不是身体经常要治疗的部位之一，但全面了解其基本解剖学、生理学、血供、神经分布对这些结构的精确评估还是必要的。当牙医和内科医生治疗大部分面部疾病时(如骨折、骨异常和闭塞性障碍)，这个区域最重要的关节是颞下颌关节(TMJ)，其经常被理疗师和其他康复专家用于治疗。颞下颌关节或口面部的疼痛是一种普遍的现象，大约有 1/3 的患者有持续的症状(Nassif, Al-Salleeh & Al-Admawi, 2003)。

颅和面的功能

颅和面最重要的功能之一是保护一些至关重要的结构。颅可以分为脑颅和面颅两个不同区域。脑颅由 8 块骨组成，负责保护底下的脑和颅脑膜。面颅由 14 块骨组成，负责向该部位提供支撑结构，为肌肉和韧带连接提供基础。这个复杂高效的系统给脸部塑形，有助于咀嚼和发声功能，部分形成眼窝和颞下颌关节窝。

骨解剖学

脑颅和面颅总共由 22 块骨组成。脑颅由额骨、顶骨、颞骨、枕骨、蝶骨和筛骨组成(图 2.1)。脑颅的顶部称为颅盖，由 3 种接缝把颅骨连接成一个复合体(Moore, Agur & Dalley, 2011)。冠状缝将额骨与顶骨相连。矢状缝连接两侧顶骨。人字缝将顶骨与枕骨相连。这些缝形成了接缝，有致密纤维结缔组织使其固定(Moore 等, 2011)。

从颅骨的前视图中可以看到最大的额骨。眼眶是额骨的最大特征。眶缘边缘由 6 块骨组成。外环由额骨、颧骨和上颌骨组成，而内环由泪骨、蝶骨和筛骨组成(Moore 等, 2011)。

在颅的侧面(图 2.2)是顶骨。从侧面看，非常显而易见的是额骨不太向后突出，顶骨占据了颅骨的大部分表面积。侧面看可见颧弓，由颧骨的颞突和颞骨的颧突形成。

颞骨有一些重要的解剖学标志，如颞窝，它是 TMJ 的一部分，还有乳突，作为一些

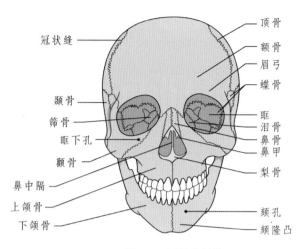

图 2.1　颅的前结构。

肌肉的连接,也是一个识别第一颈椎(寰椎)横突的重要标志(Moore 等, 2011)。颅后面是大的枕骨,也有重要的解剖学标志:枕外隆凸,上、下项线,枕骨大孔(这是脊髓开始的地方)。然而,只有枕外隆凸是可以直接触及的,所有这些解剖学标志作为后方颈椎肌肉组织的连接(Moore 等,2011)。枕外隆凸是一个描述怎样触诊 C2 棘突的重要解剖学标志。

面颅包含了许多不容易触及的小骨头。但是,颧弓、鼻骨、眼眶边缘、下颌骨,是容易触及的,也是能够在触诊检查过程中帮助你的重要解剖学标志。

面颅骨是小的并且作为一个整体固定的骨, 而下颌骨是一种又大又容易摸到的骨头。下颌骨(图 2.3)由直立部分、下颌支和称为下颌体的水平部分组成,它们在下颌角连接在一起。在下颌骨的上端是冠突和髁突,冠突被细分为下颌头和下颌颈。这个

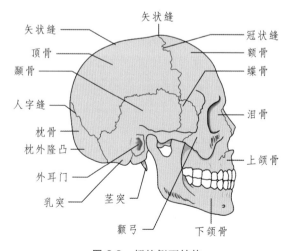

图 2.2　颅的侧面结构。

髁关节与颞骨相连形成 TMJ(Moore 等，2011)。

舌骨位于颈前部靠近第三颈椎水平。这种骨可以保持呼吸道畅通，也作为颈部肌肉的附着。另外，它是少数几块不与其他骨头相连的骨头之一，但也与周围的骨有软组织连接(Moore 等，2011)。

软组织解剖学

4 块肌肉直接参与 TMJ 的运动(图 2.4)。颞肌和咬肌比较浅显，容易摸到。翼内肌和翼外肌有时候要深得多，需要口腔内的触诊以进行准确的鉴别和治疗。同时，这 4 块肌肉与开口闭口有关(Moore 等，2011)。颞下颌关节在颞窝和下颌髁突之间有一个关节盘。这个关节盘提高了 TMJ 的一致性。特别重要的是翼外肌的作用，它在闭口时反向控制关节盘(Murray 等，2007)。

还有其他肌肉，如舌骨上的和舌骨下的(图 2.5)，都对 TMJ 有间接影响。舌骨上的肌肉有颏舌骨肌、下颌舌骨肌、茎突舌骨肌和二腹肌，都对舌骨进行抬高。舌骨下的肌肉由胸骨舌骨肌、胸骨甲状肌、甲状舌骨肌和肩胛舌骨肌组成(Moore 等，2011)。这些肌肉不能够直接使 TMJ 运动，但一定的位置偏差，如前伸头位能够影响静息的这些肌肉的长度，因而改变作用在 TMJ 上的力(Neumann，2010)。

除了肌肉外，还有其他软组织包围在 TMJ 周围。这个关节与肌肉骨骼系统的其他关节一样，连着关节囊韧带。这些结构与 TMJ 的肌肉，共同增加运动时的稳定性。稳定 TMJ 最重要的韧带是外侧韧带，这个韧带从颧弓和下颌颈到下颌髁突的外侧缘(图 2.6)。它负责在运动中稳定关节囊外侧和指导关节囊(Neumann，2010；Okeson，2005)。

下颌髁突的后面是连着盘后组织的关节盘。这对 TMJ 的一般生物力学是极其重要的，也应该在开口和闭口的过程中连续接触下颌髁突(Neumann，2010；Okeson，2005)。这个关节盘由疼痛纤维神经支配，当出现错位时，可能导致一种疼痛以及颞下颌关节限制开放(Manfre-

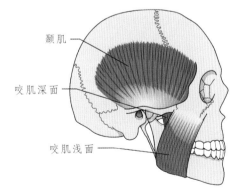

图 2.3　下颌骨结构。

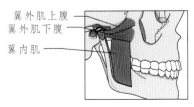

图 2.4　颞下颌关节的浅表和深层肌肉。

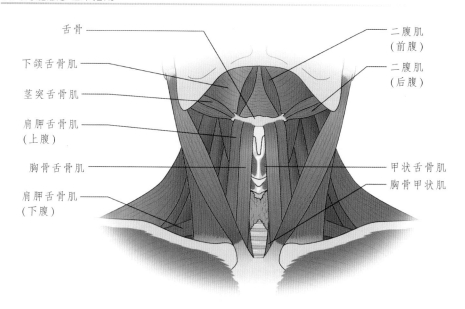

图 2.5 连着舌骨上下肌肉的舌骨。

dini, Tognini, Zampa & Bosco, 2003；Okeson, 2005）。

神经与血管的解剖学

一些重要的血管和神经分布在颅和面部位。认识这些结构, 重要的是思考它们从哪起源。主动脉弓有 3 个主要分支。从弓的左边发出的是左锁骨下动脉和左颈总动脉。从右边发出的是另一个分支称头臂干, 头臂干又分为右锁骨下动脉和右颈总动脉（Moore 等, 2011）。在本章中, 我们只讨论颈总动脉。颈总动脉向上运行, 并在甲状软骨的上缘分为颈内、外动脉（图 2.7）。颈外动脉负责面部和头皮的血液供应。在颈部, 颈外动脉位于颈动脉鞘的胸锁乳突肌前面（Moore 等, 2011）。胸锁乳突肌是前外侧颈部的一大块突出的肌肉, 它通过使患者从一侧到另一侧转动头部时, 触摸可得。关于胸锁乳突肌的完整描述, 参见第 7 章。

颅和面由神经纤维支配。头皮的各

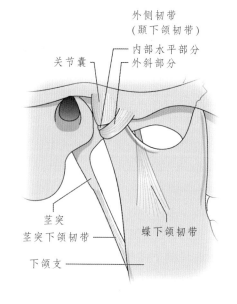

图 2.6 颞下颌关节韧带。

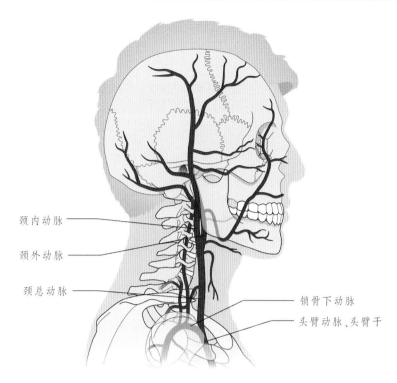

颈内动脉

颈外动脉

颈总动脉

锁骨下动脉

头臂动脉、头臂干

图 2.7　头、颈、面动脉。

层被三叉神经(脑神经 V)以及作为颈丛的一部分的 C2、C3 神经根支配(Moore 等，2011)。面部区域完全由三叉神经支配(图 2.8)。这是一种混合的脑神经，即同时具有运动和感觉分支。感觉分支(眼、上颌、下颌)负责为面部区域提供感觉。该神经的运动功能负责支配咀嚼肌和 TMJ (Moore 等，2011)。

触诊

在下面的小节中，我们将介绍 8 种骨结构、6 种软组织结构、1 种神经与血管结构的触诊技术。

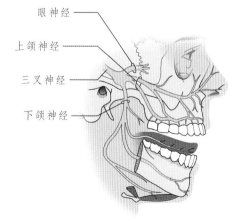

眼神经

上颌神经

三叉神经

下颌神经

图 2.8　三叉神经。

枕外隆凸

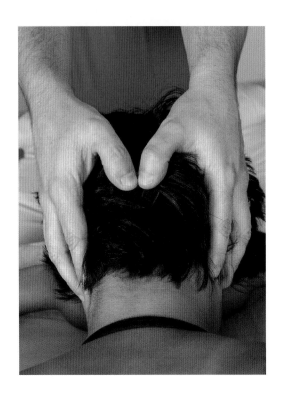

体位

- 患者:俯卧位或坐位。
- 医生:坐在诊疗床的前端或者站在患者的身后。

指导

- 如果患者是俯卧位,将患者的上颈椎轻轻弯曲。
- 用两个或三个手指触摸头顶部。
- 将你的手指向较低和后的方向移动,直到触摸到一个圆形的凸起。

小贴士

这是斜方肌的起始点之一,也有助于引导你对颈椎棘突的触诊。

眶缘

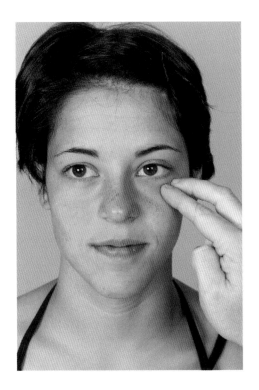

体位

- 患者:坐位。
- 医生:站在患者触诊的一侧的前面,稍微偏向侧面。

指导

- 使患者的头部和颈部处于中立位。
- 在略高于眉毛的地方开始触诊,向侧面移动直到感觉到眶缘的上部。
- 继续向侧面的方向移动你的手指,直到完全评估整个边缘。

鼻骨

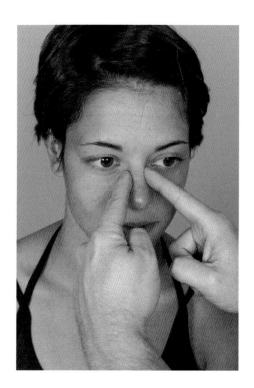

体位

- 患者:坐位。
- 医生:站位,直接面向患者。

指导

- 使患者的头部和颈部处于中立位。
- 用两个手指,一边一个地在鼻梁上开始触诊。
- 向下移动直到感受到鼻软骨结。

颧弓

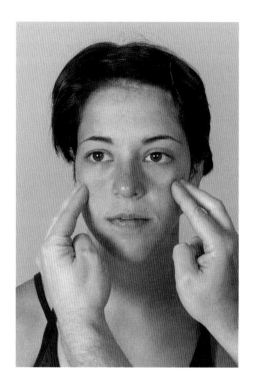

体位

- 患者:坐位。
- 医生:站位,直接面向患者。

指导

- 使患者的头部和颈部处于中立位。
- 大约在脸的中间往下、鼻子外侧的地方,每一侧用两个手指触诊。
- 沿着两侧的颧弓,从内侧到外侧进行有力地按压。

乳突

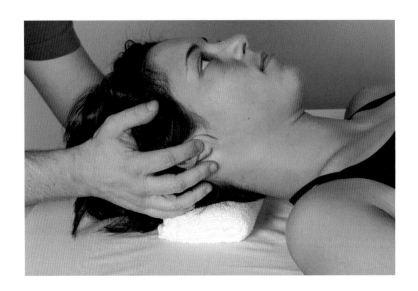

体位

- 患者:仰卧位。
- 医生:坐在患者头部上方。

指导

- 将患者的头部和颈部轻微屈曲,并在枕骨下放一条毛巾。其将提供支撑以固定及维持头部和颈部在屈曲位。
- 耳垂位于两边。
- 耳垂正下方是一个可触及的骨性突出。

小贴士

当这个结构作为一个触诊寰椎(C1)横突的原始标志时,是极其重要的。

髁突

体位

- 患者:坐位。
- 医生:站位,直接面向患者。

指导

- 使患者的头部和颈部处于中立位。
- 外耳道(耳道)定位在两侧。
- 直接用两个示指的指腹触诊外耳道前。
- 下颌髁突是在外耳道正前方的骨性突出。
- 当患者张口和闭口时,用指腹触诊髁突的运动。

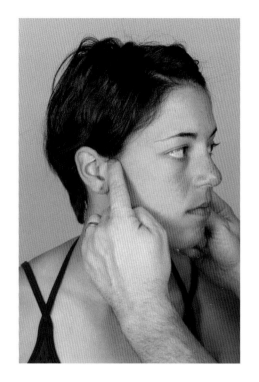

临床拾遗

弹响可能是一种TMJ功能紊乱的症状,如关节盘内紊乱(脱位)。但是,文献中对颞下颌关节功能紊乱的这一孤立症状的准确性没有很好证据的支持(Holmlund & Axelsson,1996;Manfredini 等,2003)。我们建议,将这一症状与主观疼痛的抱怨,以及其他临床检查结合起来,再做出更准确的诊断。

下颌角

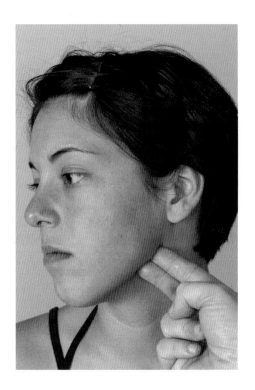

体位

- 患者:坐位或者仰卧位。
- 医生:站在患者触诊的一侧的前面,稍微偏向侧面。

指导

- 将患者要触诊一侧的头部和颈部轻微向对侧旋转。
- 用两个手指的指腹触摸髁突,在下颌骨边缘前向下轻轻地移动你的手指。
- 你的手指会感受到有一个弯曲的骨性突起。下颌角是下颌体和下颌支的连接处。

小贴士

下颌角的下半部分是颌下腺(Moore 等,2011),这是在一个触诊过程中对患者来说会变得不舒服的极其敏感的结构。触诊时,应该谨慎以免刺激这个结构。

舌骨

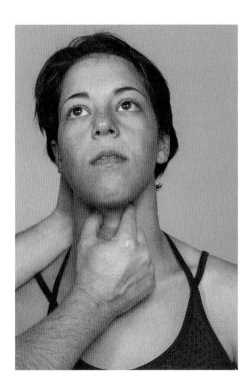

体位

- 患者：坐位。
- 医生：站位，直接面向患者。

指导

- 使患者的头部和颈部处于中立位。
- 将你的拇指和示指张开接近 1 英寸(2.54cm)的距离，触诊颈前部与 C3 脊椎(喉与喉室)相平的区域。
- 你应该能触诊到舌骨的两边。

小贴士

- 这是一个患者敏感的区域，你应该在触诊过程中使用尽可能小的力量(你的指甲发白最少)。在开始触诊之前，应全面解释程序并得到患者的同意。我们建议，时刻注意患者非言语的信号。
- 当触诊肩胛舌骨肌和舌下肌时，通过舌骨来确定方向，在两侧用两个示指的指腹触诊。

肌肉颞下颌关节和舌骨的作用

肌肉	起点	止点	神经支配	作用
舌骨上肌群				
下颌舌骨肌	下颌骨	舌骨	三叉神经的分支	提高舌骨
颏舌骨肌	下颌骨	舌骨	舌下神经	提高舌骨
茎突舌骨肌	颞骨	舌骨	面神经的分支	提高舌骨
二腹肌	前腹:下颌骨 后腹:颞骨	舌骨大角	前腹:三叉神经的分支 后腹:面神经	提高舌骨,降低下颌骨
舌骨下肌群				
胸骨舌骨肌	锁骨柄和锁骨内侧	舌骨	颈襻(C1–C3)	降低舌骨
肩胛舌骨肌	肩胛骨上部	舌骨	颈襻(C1–C3)	降低舌骨
胸骨甲状肌	锁骨的后面	甲状软骨	颈襻(C1–C3)	降低舌骨
甲状舌骨肌	甲状软骨	舌骨体和舌骨大角	舌下神经 (脑神经Ⅻ)	降低舌骨
TMJ肌肉				
咬肌	颧弓	冠突和下颌支	三叉神经的分支	上提突出下颌骨
颞肌	颞窝	冠突和下颌支	三叉神经的分支	上提下颌骨
翼内肌	翼突外侧板	下颌支	三叉神经的分支	上提突出下颌骨
翼外肌	蝶骨大翼	下颌骨,TMJ关节囊	三叉神经的分支	双侧运动,降低突出下颌骨

舌骨上肌群

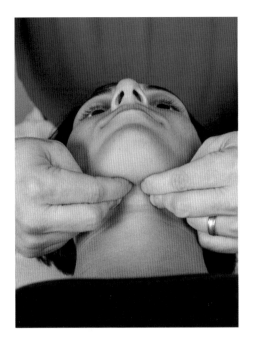

体位

- 患者：仰卧位。
- 医生：坐在治疗床头部。

指导

- 使患者的头部和颈部处于中立位。
- 用两个示指的指腹触诊舌骨。
- 用手的第 2、第 3 指柔和快速地触诊舌骨上方。
- 从内侧向外侧移动手指评估整个舌骨上肌群。

小贴士

这是一个敏感的区域，在触诊过程中，你应该使用尽可能小的力量（使你的手指甲最少发白）。在开始触诊之前，一定要全面解释程序和获得患者的同意。我们建议，临床医生与患者之间进行持续的对话，同时要尤其注意患者的非言语信号。

舌骨下肌群

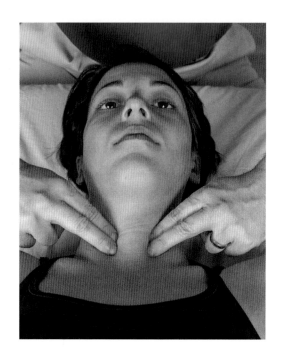

体位

- 患者:仰卧位。
- 临床医生:坐在诊疗床头部。

指导

- 将患者的头部和脖子处于中立位。
- 用两个示指的指腹触诊舌骨
- 用手的第2、第3指柔和快速地触诊舌骨下方。
- 从内侧向外侧移动手指评估整个舌骨下肌群。

小贴士

这是一个敏感区域,在触诊的过程中,你应该使用尽可能小的力量(使你的手指甲最少发白)。在开始触诊之前,一定要全面解释程序并且得到患者的同意。我们建议,临床医生和患者要进行连续的对话,同时要尤其注意患者的非言语信号。

咬肌

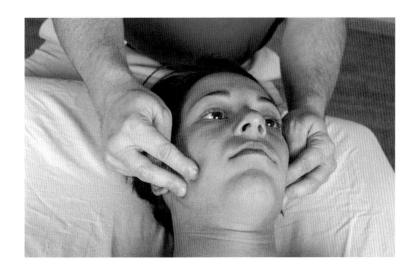

体位

- 患者:仰卧位。
- 医生:坐在诊疗床头部。

指导

- 使患者的头部和脖子处于中立位。
- 用两个或三个手指的指腹从两侧触诊颧弓的下部。
- 患者咬紧牙关,将会使咬肌收缩。

颞肌

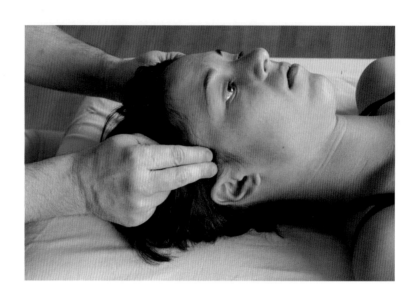

体位

- 患者:仰卧位。
- 医生:坐在诊疗床头部。

指导

- 使患者的头部和脖子处于中立位。
- 用两个或三个手指的指腹从两侧触诊耳朵上方的颞骨。
- 患者咬紧牙关,将会使颞肌收缩。

翼内肌

口腔内

体位

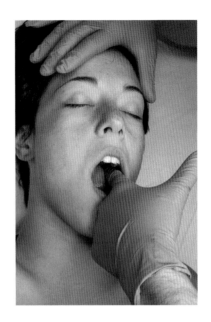

- 患者:仰卧位。
- 医生:主要在患者头部的一边。

指导

- 戴手套,将示指放到下颌最后一颗磨牙的后部。
- 沿后外侧方向推动面颊内侧。
- 要求患者伸出下颌骨来引起收缩。

口腔外

体位

- 患者:仰卧位。
- 临床医生:坐在诊疗床头部。

指导

- 用第 2、第 3 指触诊上颌骨角。
- 把手指钩到下颌角的内侧表面。
- 让患者咬紧牙关,使肌肉收缩。

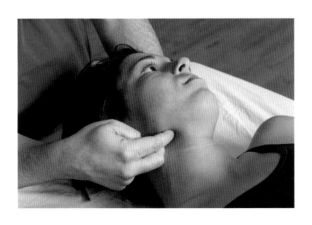

翼外肌

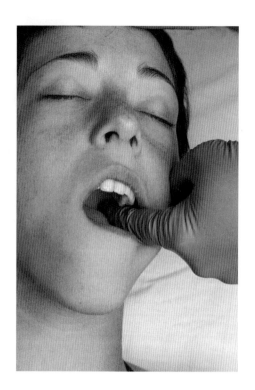

体位

- 患者:仰卧位。
- 医生:站在患者头部旁边。

指导

- 戴手套,将示指放在患者的面颊和上磨牙的最后侧之间。
- 向后上方施加压力,进入由脸颊和下颌髁的内侧形成的狭小空间。
- 要求患者突出下颌骨以引起收缩。

小贴士

这些触诊可与站在被触诊的对侧或同侧边的治疗师一起进行。此外,口腔内的触诊是这些肌肉的首选。口腔外触诊应仅在以下情况操作:如果患者嘴不能张开够大以允许适当的操作,或者如果患者对临床医生的手在其嘴里感到不舒服。

颈动脉搏动

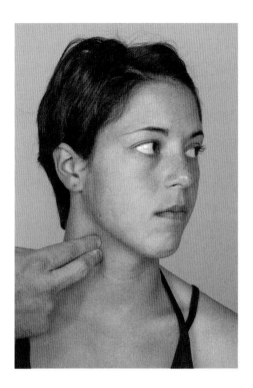

体位

- 患者:坐在诊疗床上。
- 医生:站在患者被触诊一侧的旁边。

指导

- 患者将头和脸转到远离被触诊的一侧。
- 用第 2、第 3 手指识别在颈部前外侧的胸锁乳突肌。
- 向前上方移动你的手指,并柔和地按压颈部。
- 在 C3 到 C4 椎体水平的周围,你的手指下面应感觉到有稳定的搏动。

小贴士

这种触诊不应同时在两边进行。如果你想评估两侧颈动脉,应该一次做一侧。

病例分析

病史

一位 35 岁的女性到你的诊所就诊,称右颞下颌关节持续疼痛进展。她说,疼痛始于 4 周前,在她做了牙科手术之后。手术期间,她的嘴一直处于张开状态,长达 2 小时。她打电话给牙医,牙医建议她进行冰敷,服用美林止痛。在过去的 1 个月里,疼痛变得越来越严重,现在已影响患者的吃、睡和工作。她说,疼痛只在耳道前面,却放射到右脸颊。她还报告,每周有三四次间歇性头痛。患者报告,她的嘴没有打开或关闭的咔嗒声。她是一家律师事务所的行政助理,每周工作 40~50 小时。她已婚,没有孩子。

- 仅根据这些信息,3 种最有可能的诊断是什么?

检查

既往病史	无特殊疾病
药物	美林(布洛芬制剂)
观察	翼状肩增加,头部前倾,胸椎后凸增加
主动关节活动度	颈椎在正常范围内,末端屈曲疼痛,颞下颌关节开口 0~20mm 时,出现疼痛和右偏
被动关节活动度	同上
徒手肌力试验	前锯肌、斜方肌中部和斜方肌下部=4-/5,颈深屈肌(颈长肌和头长肌)耐力差
特殊试验	椎间孔挤压试验阴性(Spurling) 牵引试验阴性 旋颈试验阴性
其他	右颞下颌关节 正常神经筛检的低眼压

- 基于主客观信息的结合,什么是两种最有可能的诊断?给出你排除第三种诊断的理由。
- 根据你的鉴别诊断,你应该触诊这个患者的什么结构呢?
- 根据所提供的所有信息,你期望在触诊这些结构时会发现什么?

病例解决方案和讨论

根据病史的可能诊断

- 可复位的盘前移位。
- 颈源性头痛。

- 颞下颌关节软组织功能障碍。

根据病史和检查的可能诊断

- 颈源性头痛。
- 颞下颌关节软组织功能障碍。

前盘移位减少：这个诊断是由于缺乏咔哒声的主观报告被消除,以及明显的或可听见的咔嗒声的活动范围测试期间。

待触诊的结构

- 咬肌。
- 颞肌。
- 翼状肌。
- 枕下肌。
- 胸锁乳突肌。
- 下颌髁突(张口和闭口)。
- C1 横向水平。

触诊结果

- 对咬肌、颞肌、枕下肌和胸锁乳突肌触诊的压痛。
- 右侧翼内肌触诊的细腻压痛。
- C1 水平下颌髁突及横突触诊的压痛。

临床推理

颈源性头痛:头部前倾与枕下肌痉挛结合间歇性头痛的报告和颈深屈肌耐力差,可以作为颈源性头痛的象征。但屈颈试验阴性,正常的颈椎主动和被动活动度,支持排除这一诊断。

颞下颌关节软组织功能障碍:延长牙齿工作时间、疼痛的主观报告和有限的关节活动度提示颞下颌关节功能紊乱。没有咔哒声,可以排除功能紊乱,而张口伴随下颌右偏,则提示右颞下颌关节不动导致随后的肌肉痉挛。

第 **3** 章

浅背肩复合体

肩带经常是疼痛和功能障碍的来源。有研究表明,肩痛在人群中是很常见的,影响 16%~21%的人(Pegreffi, Paladini, Campi & Porcellini, 2011;Picavet & Schouten, 2003)。这个复杂的解剖区域的韧带、囊、肌肉、神经和血管结构的整合,对许多人来说,可能是疼痛和功能受限的根源(Pegreffi 等, 2011;Picavet & Schouten, 2003)。

肩带复合体的功能

肩带及其相关软组织的主要功能是将手放在合适的位置(Neumann,2010)。这种可能性是因为肩带允许在 3 个主要平面上运动。考虑肩带的活动能力是重要的。虽然在日常生活中,移动对于个体完成功能性任务是很重要的,但它也会使肩带,特别是盂肱关节,本质上不稳定。就是因为这个原因,关节的相关肌肉对功能活动中的动态稳定性是非常重要的。没有骨骼、肌肉和韧带的同步复杂的相互作用,个体可能会易受各种疾病的影响,造成日常生活中的疼痛和功能限制。

骨解剖学

肩带复合体由肩胛骨、肱骨、锁骨和肋骨组成。肩胛骨(图 3.1)是 1 块宽而扁平的骨,位于肋骨轮廓上第二到第七肋之间。肩胛骨的前侧,也就是肩胛下窝是凹的。其次,肩胛冈是隆起的,大约位于 T4 脊椎水平。肩胛冈将肩胛骨分为冈上窝和冈下窝(Moore, Agur & Dalley, 2011)。在肩胛冈外侧端是肩峰,并与锁骨相连。

锁骨(见图 4.4)是一种弯曲的骨头,把躯干骨和上肢骨连接起来,以及向(并且从)上肢传递力(Neumann, 2010)。肩胛骨上方是上角,位于 T2 椎体水平,肩胛切迹也位于这一平面。肩胛骨下角位于肩胛骨下方 T7 椎体水平附近。

肩胛骨的下角常用于定位,尤其是帮助定位肩胛骨的外侧缘和内侧缘。内侧缘,也称为脊椎缘,接近前 7 个胸椎的棘突。肩胛骨侧面是关节窝,它是一个深的凹面,肱骨头与那里相接形成肩关节(Moore 等, 2011)。

除了肱骨头外,肱骨还有其他几个重要的标志。图 3.2 肱骨头的下方是肱骨的

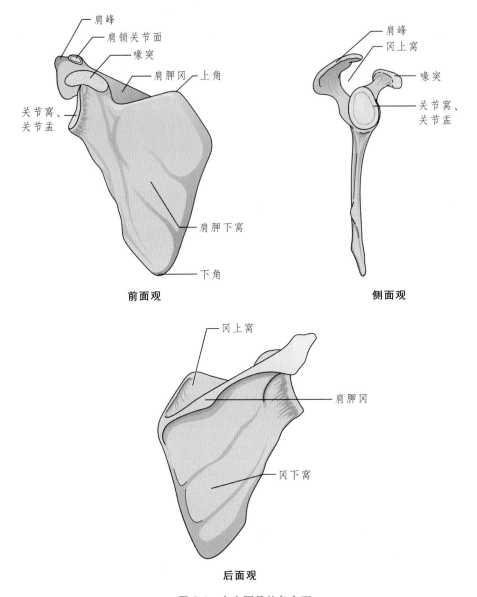

前面观

侧面观

后面观

图 3.1 右肩胛骨的各个面。

解剖颈。下面是外科颈、大结节、小结节和结节间(或双头)沟(Moore 等,2011;Thompson,2010)。

同时也应该指出,颈胸脊柱与肩胛带之间存在着功能关系。

颈椎和胸椎的许多浅层、中层肌肉都有远端附着在锁骨、肩胛骨和肱骨上。因此,在上肢活动时,会移动肩胛骨或肱骨。而本章没有提供颈椎和胸椎骨性标志的详细描述。我们鼓励你记住肩胛带节复合体与脊柱近端的解剖有紧密的关系,在患者检查时,应该考虑到肩部疼痛。

肩带由 4 个关节组成,即盂肱关节(GHJ)、肩胛胸廓关节(STJ)、肩锁关节(ACJ)

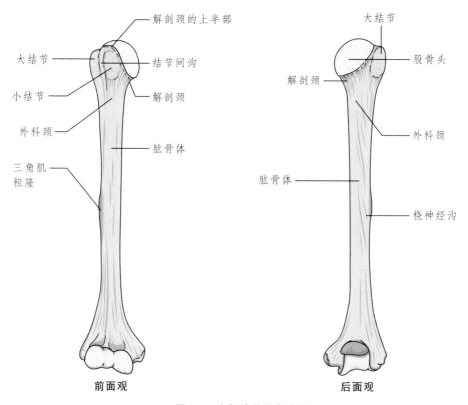

图 3.2　右侧肱骨的各个面。

和胸锁关节(SCJ)。其中最大和最易移动的关节是盂肱关节。虽然许多人认为,这个关节是最重要的,但我们想让你认识到评估其他关节也是完全重要的。所有上肢的运动依赖于所有这些关节的同步运动。

　　在检查期间,评估肩部的所有关节是重要的,这样你才能确定问题的根源。这将指导你的临床决策,可以针对被涉及关节的特异性进行具体干预措施。

　　盂肱关节 GHJ 是一个球窝关节,允许在矢状面、冠状面、水平面中运动。由于GHJ 的解剖和运动学设计,其肱骨头不足以全部包裹在关节盂中(Neumann,2010)。GHJ 与 STJ 一起工作,肩胛骨和胸廓之间会产生功能连接,这样才能使肩部达到全方位活动度。这个概念叫作肩肱节律,并在肩部检查中是非常重要的一项评估。肩胛骨上旋才能使肩关节前屈和外展至 180°。

　　ACJ 和 SCJ 有必要在一起工作以获得合适的肩关节运动。ACJ 是一个平面关节,它是由锁骨和肩峰的远端形成,有关节盘据此增加关节舒适度。SCJ 是由锁骨内侧端和胸骨柄形成的鞍状关节,也有关节盘据此增加关节舒适度。所有的这些关节连接均产生骨运动学(骨运动)和关节运动学(关节运动)动作以达到肩关节全方位活动度。SCJ 主要负责肩部抬高早期的 STJ 运动, 而 ACJ 负责在肩部抬高后期允许 STJ 运动(Neumann,2010)。

软组织解剖学

几块在协调运动中起着重要作用的肌肉围绕着肩部复合体。这些肌肉可分肩胛胸廓肌群和肩胛肱骨肌群。肩胛胸廓肌群(图3.3)由斜方肌、菱形肌、肩胛提肌、背阔肌组成,又因为这些肌肉的解剖附着点,还可以移动肩胛骨、颈椎、或两者兼有。这些肌肉可以进一步分为背部浅层肌(斜方肌和背阔肌)和中层肌(肩胛提肌和菱形肌)。浅层肌很容易触诊到,而较深的中层肌肉则更难分离(Moore等,2011)。了解这些肌肉的不同层次可以帮助你更好地理解触诊所需的力量。这些肌肉,连同肩袖肌,在功能活动期间可以产生动态的稳定性。

肩胛肱骨组是从肩胛骨到肱骨。这些更大更浅的肌肉,主要是三角肌和大圆肌,它们负责让肱骨产生更大的运动范围。这些肌肉中更深更小的,统称为肩袖肌肉。肩袖由4块肌肉组成:冈上肌、冈下肌、小圆肌、肩胛下肌(图3.4)。冈上肌、冈下肌和小圆肌均位于肩胛骨后方。肩胛下肌占据肩胛下窝(Moore等,2011)。综合起来,这些都被归类为稳定局部的肌肉和增强肩关节动态稳定性的功能(Moore等,2011;Neumann,2010)。

肩部后侧是四边孔。四边孔的上界为小圆肌;下界是大圆肌;中间是肱三头肌长头;桡侧边界是肱骨外科颈(Moore等,2011)。穿过四边孔的是腋神经和旋肱后动脉(见图4.6)。经过四边孔后,腋神经负责支配三角肌、小圆肌和肩部上侧面的皮肤

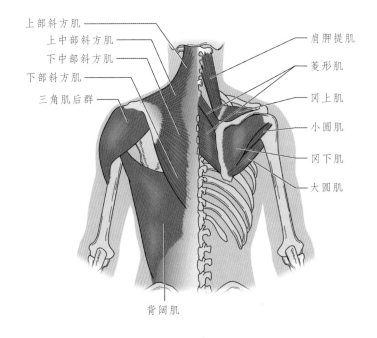

图3.3 肩胛胸廓肌群后面观。

上部斜方肌
上中部斜方肌
下中部斜方肌
下部斜方肌
三角肌后群

肩胛提肌
菱形肌
冈上肌
小圆肌
冈下肌
大圆肌

背阔肌

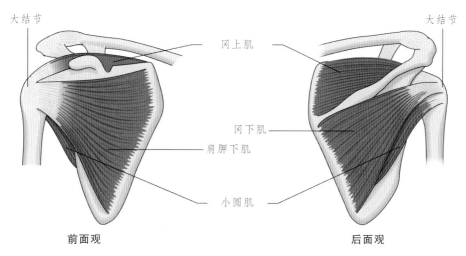

图 3.4 肩袖部肌肉的组成。

（Moore 等，2011）。

肩关节也有其他几个软组织结构，这些结构增加被动稳定性，特别是在骨头运动时。盂肱关节的被动结构是盂唇、关节囊和几个韧带。盂唇是纤维软骨组织增加机械和本体的稳定性。

对于肱骨头来说，它的作用是加深关节窝，增加表面积。GHJ 韧带可分为内韧带和外韧带。内韧带连接关节囊上，包括上、中、下盂肱韧带以及喙肱韧带（图 3.5）（Moore 等，2011）。

这些韧带为肩外展和外旋到不同位置提供被动稳定性（Burkart & Debski，2002；Neumann，2010）。GHJ 外面的韧带是喙肩韧带，它的附着点从喙突到肩峰，形成喙肩弓或间隙。从喙肩弓下方穿过的是冈上肌腱、肱二头肌长头腱和三角肌下囊。在健康人中，喙肩弓的高度仅为 1cm，因此，一旦超过此高度会增加喙肩弓下方结构受压或撞击的机会（Tillander & Norlin，2002）。三角肌下囊负责防止浅层的三角肌和深层的肩袖肌腱之间的摩擦（Neumann，2010）。

ACJ 和 SCJ 都有韧带，这有助于提供被动稳定性。ACJ 由肩锁韧带和喙锁骨韧带共同稳定，而 SCJ 则有肋锁韧带和胸锁韧带（图 3.5）。此外，两个关节都包含一个关节盘，它的功能是增加这些关节的一致性（Moore 等，2011）。所有这些结构，连同关节囊，提供被动稳定。

神经血管解剖学

如第 2 章所述，右锁骨下动脉是头臂干的一个分支，左锁骨下动脉直接从主动脉弓处发出（见图 2.7）。这些动脉解剖位于同一水平位置，身体两侧的路径相同，锁骨下动脉位于锁骨后，在第一肋外侧缘成为腋动脉。

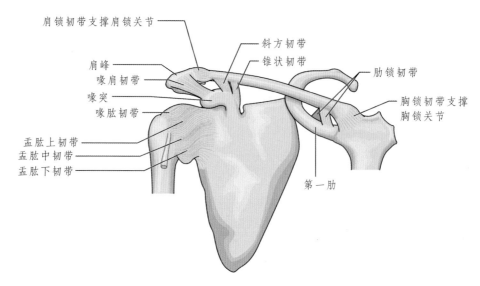

图 3.5　肩复合体韧带。

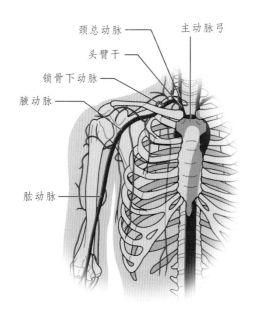

图 3.6　锁骨下、腋下和肱动脉。

腋动脉有几个分支,负责为肩部提供血液供应。这支动脉位于腋窝,位于臂丛内侧束和外侧束的后部(见第4章)。腋动脉一直向下延伸到大圆肌的下面,在那里它变成了肱动脉(Moore等,2011)(图 3.6)。

肩部有两条神经,即肩胛上神经和腋神经,它们从臂丛神经发出,特别重要(图 3.7)。

肩胛上神经支从臂丛上干分出。它负责支配冈上肌和冈下肌。这条神经穿过肩胛切迹并可能会在切迹处受卡压,从而导致冈上肌和冈下肌萎缩(Moore 等,2011;Shah 等,2011)。腋神经是臂丛后束的一个分支。然后,它穿过四边孔,并负责支配三角肌、小圆肌和肩部前外侧的皮肤(Moore 等,2011)。

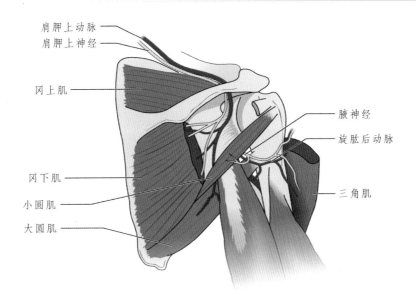

图 3.7　肩部四边孔的动脉和神经。

肩胛上动脉
肩胛上神经
冈上肌
腋神经
旋肱后动脉
冈下肌
小圆肌
大圆肌
三角肌

触诊

在下面的内容中,我们将介绍 12 个骨性结构和 10 个软组织结构的触诊技术。

肩胛骨内侧缘

体位

- 患者:坐位。
- 医生:站在患者后面。

指导

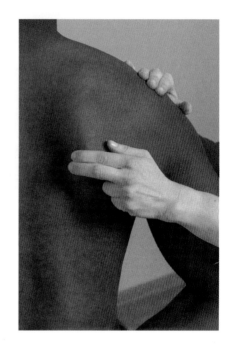

- 把患者的手放在背后，使肩胛骨内侧缘更突出。
- 沿着内侧缘从上到下的方向触诊。

临床拾遗

肩胛骨内侧缘的突出可能更多伴随着前锯肌的虚弱或胸长神经前损伤 (Steinmann & Wood, 2003)。其被称为翼状肩(见下图)，可能存在于肩部病变患者中,如肩峰撞击综合征与肩袖撕裂(Ludewig &Cook, 2002)。

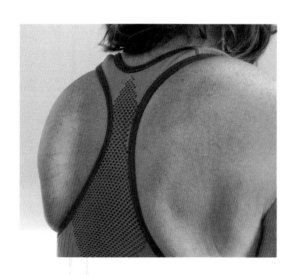

肩胛骨上角

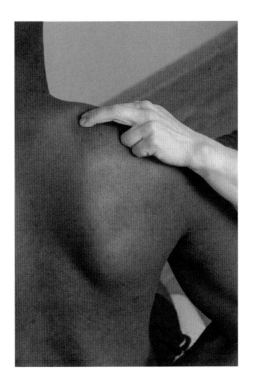

体位

- 患者:坐位。
- 医生:站在患者后面。

指导

- 把患者的手放在背后,使肩胛骨内侧缘更突出。
- 沿着内侧缘触诊直到最上面,并且感受到在你的手指下有一个骨性凸起。

肩胛骨下角

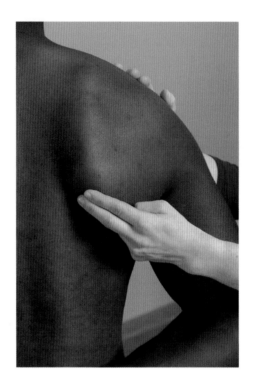

体位

- 患者:坐位。
- 医生:站在患者的后面。

指导

- 把患者的手放在背后,使肩胛骨内侧缘更突出。
- 沿着内侧缘触诊直到最下方,并且感受到在你的手指下有弧角的凸起。

临床拾遗

　　下角常用来评估肩肱节律和被斜方肌和前锯肌控制的偏心肩胛骨外旋 (Neumann,2010)。在有肩峰撞击综合征和肩袖撕裂的患者中,这些肌肉的偏心控制对于产生协调、平稳、有效肩带复合体的运动是极其重要的(Ludewig & Cook, 2002;Pegreffi 等,2011)。在骨头运动中,你应该评估肩胛骨功能障碍中的几种类型,包括但不限于翼状肩、高低肩、肩胛抬高(Kibler, Sciascia & Wilkes, 2012)。

肩胛骨外侧缘

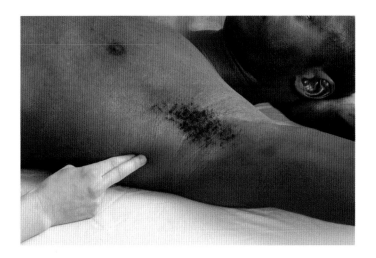

体位

- 患者：仰卧位。
- 医生：坐在被触诊的一边。

指导

- 把患者的手放在头的后部（伴随肩部前屈、外展和外旋），使侧面肩胛骨更加突出。
- 沿着侧缘从上到下的方向触诊。

临床拾遗

随着长时间的防护或肩部固定，肩胛外侧缘周围的软组织可能变软，并且可动性减小。

肩胛冈

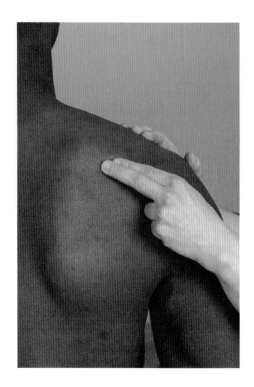

体位

- 患者:坐位。
- 医生:站在患者的后面。

指导

- 把患者的手放在背后,使肩胛骨内侧缘更突出。
- 沿着内侧缘从下到上的方向触诊。
- 大约向上 3/4(T3 椎骨)处,可以感觉到一根骨隆起。
- 你的手指沿着肩胛冈从内侧到外侧移动。

肩峰

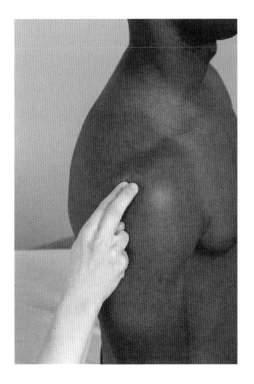

体位

- *患者*：坐位。
- *医生*：站在旁边并稍微靠后的位置触诊。

指导

- 让患者的胳膊自然下垂。
- 触摸肩胛冈。
- 沿着肩胛冈从内侧到外侧，直到它连接为肩峰。
- 触诊肩峰的后侧、外侧和前侧。

肩峰下囊

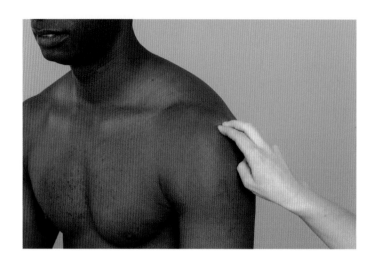

体位

- 患者:坐位。
- 医生:站在患者旁边,稍微在肩的后面触诊。

指导

- 让患者的胳膊自然下垂。
- 触诊肩峰。
- 移动你的手指到肩峰的最外侧。
- 用大约宽半个到 1 个的手指,沿着肩峰的外下方,从外侧隆起的地方一直触诊,直到感觉到缝隙。
- 缓慢地移动你的手指,从后部的腔隙开始触诊,随后是前部,充分评估肩峰下囊。

喙突

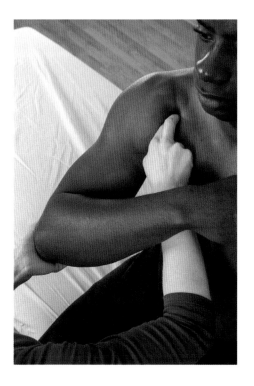

体位

- 患者：坐位。
- 医生：面对患者，站在被触诊肩部稍微偏向外侧的地方。

指导

- 使患者的肩部处于屈曲和水平内收的姿势，然后将其手放在对侧肩膀上。
- 稍低于锁骨的外侧端，用第 2、第 3 指在后外侧指向肱骨头的方向施加力量。
- 你的指下应该能感觉到骨头的突出。

小贴士

　　喙突上附着有几种软组织(肱二头肌的短头、喙肱肌、胸小肌、喙肩韧带)，常在触诊时，可能使患者感到不舒服。我们鼓励你在检查过程中，对压痛的数量与相对的、不太痛的情况进行比较，以区分正常压痛和可能的病理性疼痛。

肱骨大结节

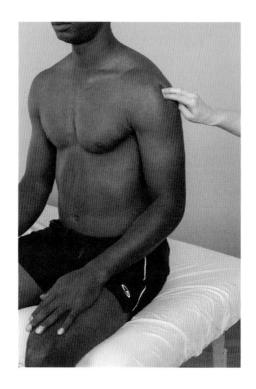

体位

- 患者:坐位。
- 医生:站在一边并稍微靠近患者后方。

指导

- 患者的手静止放在大腿上。
- 触诊肩峰的外侧面。
- 手指向下移动大约 1 个手指宽,并触诊大结节。
- 为确认触诊,可在触摸到大结节后,让患者交替地内旋和外旋肩部以使大结节运动。

临床拾遗

　　如果在患者肩部有外伤的情况下评估到肱骨大结节处敏感有压痛,你应该考虑把患者转到内科医生处以排除骨折或肩袖撕裂的可能。

肱骨结节间沟

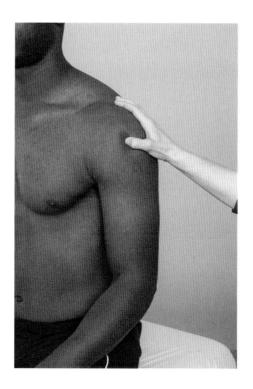

体位

- 患者:坐位。
- 医生:站在一边并靠近患者稍后方。

指导

- 患者的手应静止放在腿上。
- 触诊肱骨大结节。
- 向中间移动 1 个手指宽度以触诊结节间沟。
- 肱二头肌的长头位于结节间沟内。当触诊肱二头肌长头时,让患者内旋和外旋肱骨,你应该感觉到它在手指下的移动。

肱骨小结节

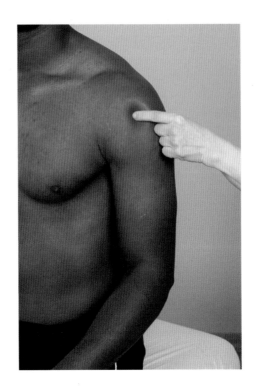

体位

- 患者:坐位。
- 医生:站在患者同一侧肩部的稍后方。

指导

- 患者的手应该静止放在大腿上。
- 触诊肱骨大结节。
- 触诊结节间沟。
- 向内侧轻微的移动,以触诊小结节。

三角肌粗隆

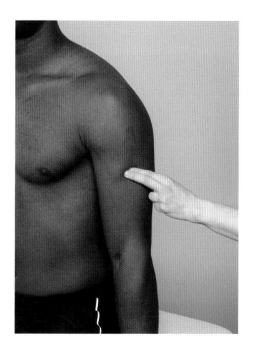

体位

- 患者：坐位。
- 医生：站在患者同一侧肩部的稍后方。

指导

- 让患者的胳膊自然下垂。
- 触诊肩峰的外侧。
- 手指向下移动 2~2.5 英寸(5.08~6.34cm)。
- 你应该感觉到沿着前侧肱骨中段有一个小骨性突出。
- 患者外展肩来收缩三角肌,使其附着点孤立明显。
- 让患者放松以便于你能准确感受到三角粗隆。

浅背部和肩部肌肉

肌肉	起点	止点	神经支配	作用
肩胛胸廓肌群				
斜方肌	C7~T12 全部胸椎棘突、枕外隆凸、上项线	肩峰、肩胛冈、锁骨外侧	脊髓副神经(脑神经 IX)	肩胛骨上旋、同侧侧弯、颈对侧旋转 上部肌束:肩胛骨抬高 下部肌束:肩胛骨下降 中部肌束:收缩肩胛骨
背阔肌	髂嵴、下三四肋、胸腰筋膜、腰骶椎、肩胛下角	肱骨结节间沟	胸背神经(C5-C7)	肩部伸直、内旋、内收
菱形肌	C7-T5 棘突	肩胛内侧缘	肩胛背神经(C5)	肩胛骨内收和下旋
肩胛提肌	C1-C4 椎体横突	肩胛上角	肩胛背神经(C5)	肩胛骨向下旋转、同侧侧弯、颈部旋转
肩胛肱骨肌群				
三角肌	肩峰、肩胛冈、锁骨外侧面	肱骨三角肌粗隆	腋神经(C5-C6)	前纤维部:肩部屈曲和内旋 后部纤维:伸直和向外旋转肩部 中部纤维:外展
冈上肌	肩胛骨冈上窝	肱骨大结节	肩胛上神经(C5-C6)	肩外展
冈下肌	肩胛骨冈下窝	肱骨大结节	肩胛上神经(C5-C6)	肩外旋
小圆肌	肩胛骨外侧缘	肱骨大结节	腋神经(C5-C6)	肩外旋
肩胛下肌	肩胛下窝	肱骨小结节	肩胛下神经(C6-C8)	肩内旋
大圆肌	肩胛骨下角	肱骨结节间沟	肩胛下神经(C6-C8)	肩内旋、伸直内收

斜方肌

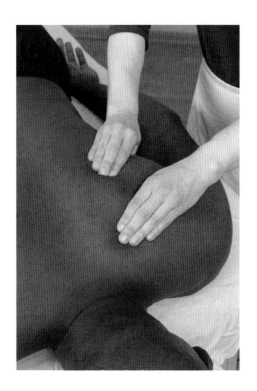

体位

- 患者：俯卧位。
- 医生：站在被触诊的患者一边。

指导

- 定位枕外隆凸，放置 4 个手指在斜方肌纤维上，仅仅是下方和轻微突出的侧面。
- 用一只手触诊斜方肌的上部纤维，而另一只手则触诊中下部纤维。
- 评估上部纤维，让患者抬起肩胛骨。
- 评估斜方肌的中、下部纤维，让患者分别收缩肩胛骨和下压肩胛骨。

上斜方肌常变得短而紧，中部和下斜方肌纤维变弱，导致易患某些肩部疾病，如肩峰撞击综合征和肩袖撕裂（Janda，1978，1996；Ludewig & Cook，2002）。

背阔肌

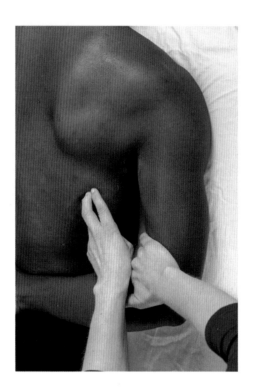

体位

- 患者:俯卧位,患者手静止放在背侧腰背部。
- 医生:坐在被触诊的患者一侧。

指导

- 让患者对手臂的后伸和内收做抵抗,以此来收缩背阔肌;医者在肘关节后内侧提供手动阻力。
- 沿后外侧躯干从髂嵴向上触诊到肩胛外侧缘。

菱形肌

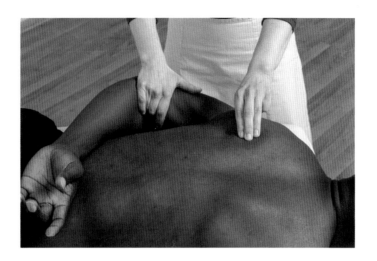

体位

- 患者:仰卧位,患者手背部静止放在背侧腰背部。
- 医生:站在被触诊的患者一侧稍后方。

指导

- 触诊肩胛骨的内缘。
- 向中部移动手指直至触到软组织。
- 如想验证触诊,患者要通过收缩肩胛骨来收缩菱形肌,而你要在肘部后内侧提供阻力。

小贴士

把手放在背部可以向下旋转肩胛骨,从而抑制斜方肌,使菱形肌触诊更容易。

肩胛提肌

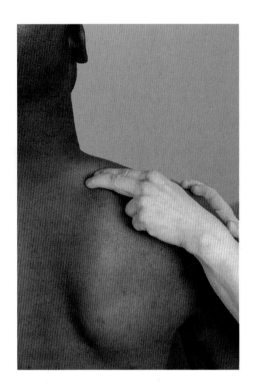

体位

- 患者:坐位,手的背侧放在背部。
- 医生:站在患者稍后方被触诊的一侧。

指导

- 触诊肩胛骨的上角。
- 用固定的压力,可以感觉到肩胛提肌的止点。
- 患者通过肌肉收缩慢慢抬高肩胛骨以确认触诊。

小贴士

- 手在背后的这个位置会抑制斜方肌并使肩胛提肌的触诊更加准确。跟着这个肌肉向上伸入颈后三角,在那里它将不再被斜方肌覆盖。
- 肩胛骨的缓慢上抬多通过肩胛提肌收缩引起,而肩胛骨的快速上抬则更可能被斜方肌上部收缩引起。

三角肌

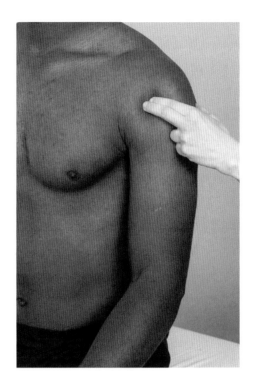

体位

- 患者:坐位。
- 医生:站在被触诊的患者一边。

指导

- 沿肩部的轮廓线触诊。
- 沿三角肌前部、中部和后部的起点触诊。在前部开始,向侧面移动,然后向后移动,以评估三角肌的三部分。
- 顺着肌纤维向下触诊,三角肌的止点在肱骨的三角肌粗隆。
- 为了核实触诊,让患者做不同的动作来收缩三角肌纤维。

冈上肌

体位

- 患者：坐位，手的背部静止放在背部。
- 医生：站在患者后方被触诊的一边。

肌腹

指导

- 从内到外地触诊肩胛冈。
- 在靠近肩峰的后侧，将你的手指上移至一个小凹陷，即冈上窝。
- 为了核实触诊，让患者外展肩部来收缩冈上肌肌腹。

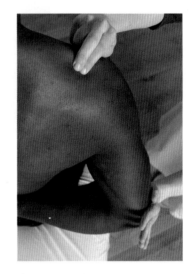

肌腱

指导

- 触诊肩峰的前方。
- 在肩峰的前下方向下移动一个手指宽度，在冈上肌腱到肱骨大结节的途中触诊。

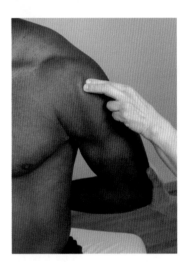

临床拾遗

通过将较大的三角肌移开（将手背到背后），以更好地评估冈上肌腱，提高触诊的准确性（Mattly & Mackarey, 1996）。这可以帮助临床医生在治疗冈上肌的肌腱和张力骨膜方面，使用横向摩擦按摩疗法。

冈下肌和小圆肌

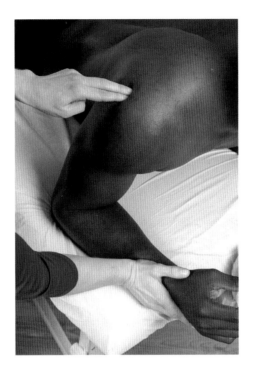

体位

- 患者:俯卧位,用肘支撑。
- 医生:站在被触诊的患者一边。

指导

- 让患者转移他的重力到被触诊的一边。
- 从内到外触诊肩胛冈。
- 识别肩峰的外侧面。
- 向下移动来触诊大结节。
- 向下移动你的 1 个手指宽度来触诊冈下肌和小圆肌的肌腱。
- 为了核实触诊,让患者肩部外旋来收缩肌腱。

临床拾遗

　　这个位置将允许更好地触摸肩袖后部肌的肌腱(Matty & Mackarey,1996)。这些肌腱通常在临床上参与病理改变,诸如肩袖损伤、肩峰撞击和肩袖肌腱炎或肌腱病,并且可能需要触诊和随后的软组织松动术(Prtitis,2011;Waugh,2005)。

肩胛下肌

体位

- 患者:仰卧位,肩部外展(即手放在髂前上棘上)。
- 医生:坐在被触诊的患者一边。

肌腹

指导

- 触诊肩胛骨的外侧缘。
- 向前移动到外侧边缘,直到感觉到软组织,这就是肩胛下窝。
- 为了核实触诊,患者应内旋来收缩这块肌肉。

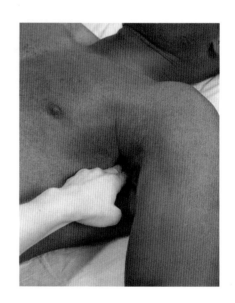

肌腱

指导

- 用你的拇指和示指做一个钻石的形状,把你的手放在患者身上,你的示指放在肩膀的上半部。
- 用你的大拇指在腋下,开始触诊腋窝的前面。
- 慢慢向上方施加稳固的压力,直到触及肩胛下肌肌腱。
- 为验证触诊,患者内旋来收缩肌腱。

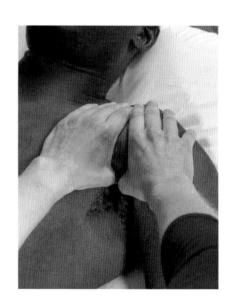

小贴士

- 因为这是一个很深的结构,所以触诊期间其可能会让患者感到不舒服,因而,良好的沟通技巧是非常重要的。
- 手放在腰部,肩部处在一块肩胛骨允许更好地触摸到肌肉的位置。

临床拾遗

肩胛下肌腱触诊时,重要的是要记住臂丛和腋动脉靠近肌腱。患者应该被告知,了解手部可能感到麻木或刺痛(或两者兼而有之),以及要将此传达给医生的重要性,以便对触诊技术进行调整。我们认为,这种特殊的肩胛下肌肌腱触诊技术是极其重要的,特别对那些带着绷带、肩关节已经被固定在内旋和内收位置很长一段时间的患者来说,是一种治疗干预。这些患者往往有肩关节外旋的局限性。准确的肌腱触诊将使你在有指征时进行软组织松动,进而可减轻疼痛,增加血流量,改善组织延展性(Mattingly & Mackarey, 1996;Neumann, 2010;Pegreffi 等, 2011)。

大圆肌

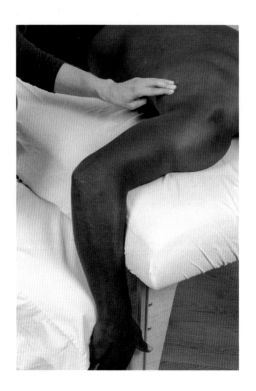

体位

- 患者:俯卧位,手臂以 90°外展离桌,静止地放在临床医生的膝盖或大腿上。
- 医生:坐在被触诊的患者一侧。

指导

- 触诊肩胛骨下角。
- 从内侧到外侧移动你的手指,沿着大圆肌的边缘进行评估。
- 为了确认触诊,患者内旋来收缩这块肌肉。

病例分析

病史

一位 18 岁的高中男生,现在是投手,来到诊所主诉右肩疼痛。患者报告,症状是在练习后,大约 3 周前开始的。患者说在学校教练看到后,为他冰敷了胳膊。他报告,疼痛的强度在过去 3 周里增加了,但在投掷过程中症状出现的时间却减少了。他说,痛苦是在右肩的后侧和侧面。冰块和非处方消炎药暂时缓解症状。患者是右利手,和他的父母生活在一起,并在一家体育用品商店兼职。他是校队的首发投手。他们每周练习 5 次,持续 2 个小时,每周一次比赛。患者每 5 天开始一次比赛。

- 仅根据这些信息,3 种最有可能的诊断是什么?

检查

既往病史	无特殊疾病
药物	萘普生(抗炎药)
观察	肩胛翼增加,头部前倾姿势增加,胸椎后凸增加
主动关节活动度	右肩屈曲=0°~160°,外展=0°~160°,内旋=0°~50°,外旋=0°~125°
被动关节活动度	右肩在正常范围内,但外旋=0°~132°除外
徒手肌力试验	在正常范围内,但右外旋转=3+/5 除外(继发于疼痛),前、中、下斜方肌= 4-/5
特殊试验	Neer 试验阴性 霍金斯–肯尼迪 Hawkins-Kennedy 试验阴性 Yocum 试验阴性 关节盂唇试验阴性(曲柄 Crank 试验、O'Brien 试验、二头肌负荷试验Ⅱ) 内旋抗阻压力试验阳性 复位试验阳性 内旋、外旋滞后征阴性
其他	主动和被动外旋时,末端疼痛 投球后期和减速期疼痛 肩肱节律改变(早期向上旋转伴屈曲和外展) 肩胛骨偏心控制不良

- 根据主观和客观信息, 两种最有可能的诊断是什么? 给出你排除第三种诊断的理由。
- 根据你的鉴别诊断,应该对这位患者触诊什么结构?
- 根据所提供的所有信息,你期望在触诊这些结构时会发现什么?

病例解决方案和讨论

根据病史的可能诊断

- 撞击综合征。
- 关节盂唇撕裂。
- 肩袖撕裂。

根据病史和检查的可能诊断

- 关节盂唇撕裂。
- 后撞击综合征。

肩袖撕裂:由于缺少特定事件,可以排除此诊断。考虑到患者的年龄,撕裂很可能是由于创伤事件。除此之外,内外旋转滞后征阴性和外展压力试验没有问题,使得这种诊断不太可能。

待触诊的结构

- 斜方肌。
- 肩胛提肌。
- 肱二头肌长头。
- 肩胛下肌。
- C7 到 T1 的棘突和横突。
- 冈上肌。
- 冈下肌和小圆肌。

触诊结果

- 右上、中、下斜方肌和肩胛提肌触诊有压痛。
- 右侧冈下肌、小圆肌、肩胛下肌和肱二头肌长头触诊有压痛。

临床推理

- 撞击综合征:有两种撞击综合征;肩峰下撞冲击是更常见的一种,其中肩袖肌腱在喙肩弓下受到撞击。另一种是后部或内部撞击,在肱骨头向前平移时发生,而且由于在肱骨头和关节盂唇之间冈上肌和冈下肌的受压,其关节面受到刺激。这在举手过头的运动员中常见,特别是年轻运动员。因为这个患者是一个投手,所以他处在容易受到后部撞击的组里。他年轻的年龄,肩关节后部和侧面疼痛的报告,投球后期和减速期时发生的疼痛,对肩峰下撞击的阴性特殊检测,阳性的复位检查,被动外旋转带来的疼痛,柔软无力的外旋肌和肩胛肌肉,改变了的肩肱节律和不良的离心的肩胛骨的控制都表明了后部撞击综合征。

- 关节盂唇撕裂:肩袖肌肉触诊时,无力和压痛,改变了的肩肱节律,在外旋肌末端范围的疼痛和被动运动可以表明盂唇撕裂。虽然这在举手过头的投手中很常见,但缺少的点击报告和阴性的特殊测试排除了这种可能性。

第 **4** 章

胸部和腋窝区域

胸部和腋窝区域是在上半身或颈椎功能障碍的患者中经常要检查和治疗的区域。注意和这个解剖区域有关的重要血管和神经结构是非常重要的。臂丛和腋动脉和其分支可以产生可能独立于肩胛带或颈椎功能障碍之外的体征、症状或功能障碍。这些知识将帮助你做出准确的诊断。在触诊该区域时,你应该仔细教育你的患者,交流任何可能表明对该解剖区域中存在的任何血管或神经结构有刺激的不适或症状。

胸部的功能

这个解剖区域最重要的功能之一是在下面的胸部内脏的保护, 最重要的是心和肺。另外,胸腔不是一个刚性结构,而且在呼吸时对于胸腔的扩张和收缩来说,适当的运动是必要的。这个解剖区域,与肩胛带连同,在附肢骨和中轴骨之间创造了一座桥梁。没有该区域的适度稳定性,上肢的活动性可能丧失或受损。

骨解剖学

胸部区域由胸骨、肋骨、锁骨、肩胛带组成(肩胛带在第 3 章中论述)。胸骨是一块有着 3 个部分的扁骨:胸骨柄、胸骨体、剑突(图 4.1)。胸骨的上部是胸骨柄,作为识别另外两个解剖结构,颈静脉切迹和胸骨角的重要标志。直接高于胸骨柄的是颈静脉切迹;而胸骨角则直接低于胸骨柄。胸骨角在胸骨柄和身体之间,在一些个体中可以触及(Moore,Agur & Dalley,2011)。

肋骨长而弯曲,形成了大部分胸廓的形状(图 4.2)。在胸廓的每一侧有 12 对肋骨,先与各自的肋软骨连接,然后再附着在胸骨不同的位置上。第 1 肋骨连接到胸骨柄,第 2 肋骨连接到胸骨角。第 3、4、5、6、7 肋骨连接到胸骨体。第 8、9、10 肋骨没有跟胸骨连接,而是连接在上面的肋骨上。最后的第 11、12 肋骨没有肋结节,因此被称为浮肋。在后面,每根肋骨都与胸椎的椎体(肋椎关节)和横突(肋横突关节)连接(Moore等,2011)。在每根肋骨之间是一个肋间隙。这些肋间隙在听诊心脏和肺部的声音时,作为重要的解剖学标志。

67

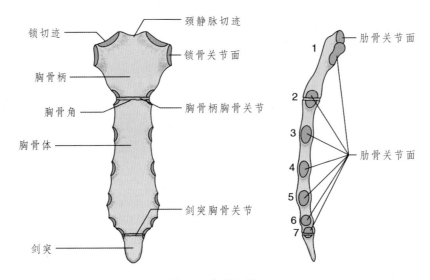

图 4.1 胸骨解剖。

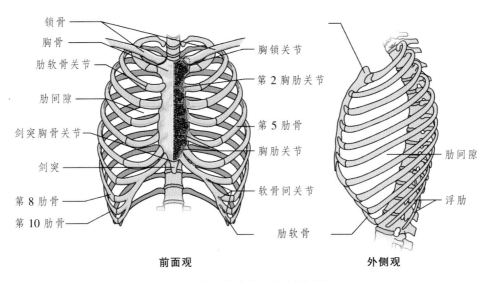

图 4.2 真实的肋骨和浮肋的视图。

在后面,每根肋骨都有头部、颈部和关节结节(图 4.3)。每根肋骨的头部和关节结节与胸椎连接形成肋椎关节和肋横突关节(Moore 等,2011)。这些都是滑膜关节,能够在呼吸换气和胸椎相关运动时滑动,因此,这些关节是通过韧带稳定的(Moore 等,2011;Neumann,2010)。第 11、12 肋骨没有肋横突关节(Moore 等,2011;Neumann,2010)。

在胸廓的上部有锁骨(图 4.4)。这些是长而弯曲的骨,连接中轴骨和附肢骨。锁骨的内侧部分向前凸,使其易于触及,而锁骨外侧 1/3 向前凹,使其更难触及。

锁骨外侧端被称为肩峰端,与肩峰相连形成肩锁关节(ACJ)。锁骨内侧被称为胸

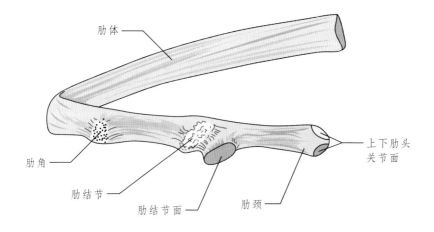

图 4.3　典型的肋骨。

肋体

上下肋头
关节面

肋角

肋结节

肋结节面

肋颈

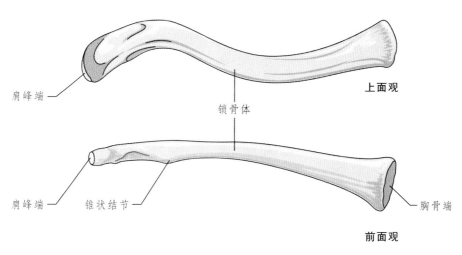

上面观

肩峰端

锁骨体

肩峰端

锥状结节

胸骨端

前面观

图 4.4　锁骨视图。

骨端,与胸骨锁切迹连接形成胸锁关节(SCJ)(Moore 等,2011)。锁骨的上部和稍后部是锁骨三角。这个三角是由前面的锁骨、后面的斜方肌和侧面的肩峰组成(Moore 等,2011)。在这个三角里可以触摸到第 1 肋骨。

软组织解剖学

胸部和腋窝区域有 4 块肌肉:胸大肌、胸小肌、前锯肌和锁骨下肌(图 4.5)。前 3 种肌肉产生肱骨和肩胛骨的运动,而锁骨下肌负责增加锁骨外侧的稳定性(Moore 等,2011)。这些肌肉中最大的是胸大肌。它有 3 个头:锁骨头、胸锁骨头和腹部头,位于胸前部的皮肤正下方。在这深面并被筋膜覆盖的是胸小肌(Moore 等,2011)。

前锯肌占据了胸廓的前面、侧面,而锁骨下肌位于锁骨的下方(Moore 等,2011)。

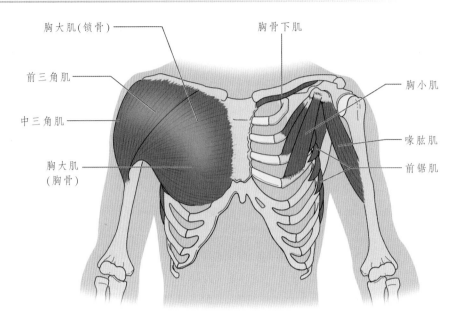

图 4.5　胸部和腋窝区域的肌肉。

　　该区域的 4 块肌肉中的 3 块组成了腋窝的边界：前、后、内、外侧。前由胸大肌和胸小肌形成(图 4.5)。背阔肌、肩胛下肌和大圆肌主要形成后缘(见图 3.3 和图 3.4)。内侧缘是前锯肌，外侧缘是肱骨的结节间沟。腋窝的后缘是四边孔的位置(详细讨论请见第 3 章)。许多解剖结构位于腋窝深处(图 4.6)。这些是腋动脉、静脉、臂丛神经束和支配前锯肌的胸长神经(Moore 等，2011)。

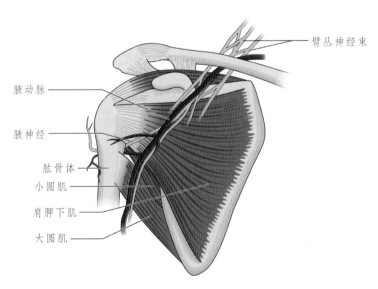

图 4.6　腋窝的神经血管结构。

神经血管解剖学

腋窝的一些重要的神经血管结构负责给上肢提供血液供应和神经支配。腋动脉是锁骨下动脉的延续部分，起始于第 1 肋骨的外侧并有三部分(图 4.7)。第一部分从第 1 肋骨的外侧延伸到胸小肌，第二部分走行在胸小肌后面，第三部分从胸小肌走行到大圆肌。

腋动脉及其分支负责为腋窝结构和盂肱关节(GHJ)提供血液供应(Moore 等,2011)。腋动脉的第二部分是非常重要的,因为臂丛神经束(在下面段落讨论)是参照腋动脉的这部分命名的。例如,臂丛的内侧束位于腋动脉的内侧,而臂丛的外侧束位于腋动脉的外侧。腋静脉位于臂丛的前内侧、外侧束的前方(Moore 等,2011)。臂丛是由 C5 至 T1 的腹侧支形成(图 4.8)。它被分为不同的部分:根、干、股、束和终末分支。臂丛神经根(C5-T1)产生两种神经:肩胛背神经和胸长神经(Moore 等,2011)。然后,臂丛的根部结合形成上干(C5-C6)、中干(C7)和下干(C8-T1)。上干产生两种神经,肩胛上神经和支配锁骨下肌的神经(锁骨下神经)。每支干分前后两股,形成 3 个前股和 3 个后股。这些部分重叠在一起形成外侧束(C5-C7)、内侧束(C8-T1)和后束(C5-T1)。7 根神经来自臂丛神经束。胸外侧神经来自外侧束;手臂和前臂的胸内侧神经来自内侧束;上肩胛下神经、中肩胛下神经(胸背侧)、下肩胛下神经来自后束(Moore et al.,2011)。然后每条神经束分成两个终末分支。外侧束分为肌皮神经和正中神经的外侧部分;内侧束分为尺神经和正中神经的内侧部分;后束分成腋神经和桡神经。这些神经负责支配上肢的所有肌肉(Moore 等,2011)。

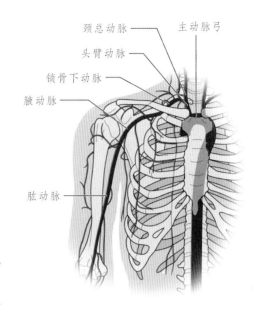

颈总动脉　　主动脉弓
头臂动脉
锁骨下动脉
腋动脉
肱动脉

图 4.7　胸部动脉分布。

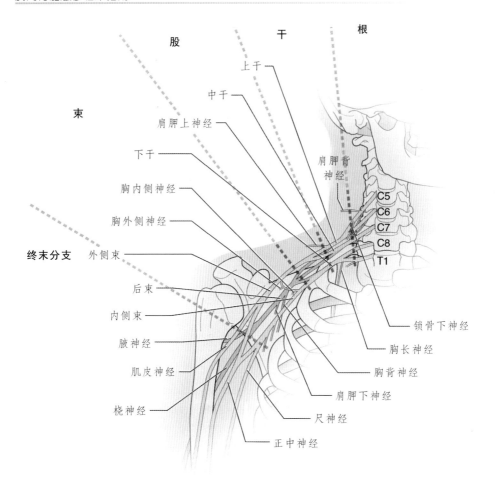

图 4.8 臂丛神经。

触诊

在下面的内容中，我们将介绍 11 种骨性结构和 4 种软组织结构的触诊技术。

锁骨胸骨端

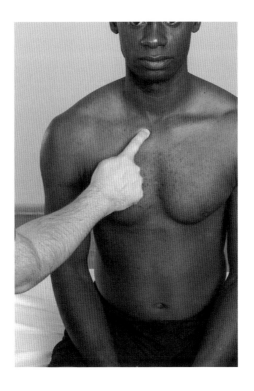

体位

- 患者:坐位或仰卧位。
- 医生:站位,面向患者。

指导

- 沿锁骨内侧 1/3 触及颈静脉切迹。
- 横向移动约 1 个手指的宽度以触诊锁骨内侧端。

临床拾遗

　　在临床实践中,锁骨内侧 1/3 骨折(包括胸骨端)并不常见(Bourghli & Fabre, 2012;Thompson,2010)。然而,如果锁骨下动脉或臂丛的神经和血管的受伤,需要通过正中神经、尺神经、桡神经、肱动脉、桡动脉的远端感觉测试得知。

锁骨肩峰端

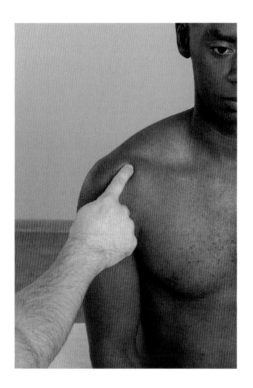

体位

- 患者：坐位或仰卧位。
- 医生：站位，面向患者。

指导

- 触诊锁骨的胸骨端。
- 沿锁骨轴横向移动手指直到肩峰(ACJ)。
- 向内侧移动 1 个手指的宽度以触及锁骨的肩峰端。

颈静脉切迹

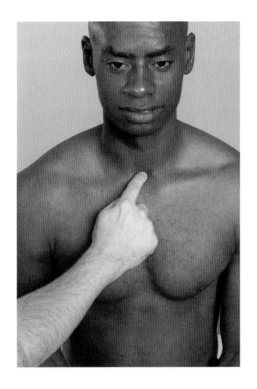

体位

- 患者:坐位或仰卧位。
- 医生:站位,面对患者。

指导

- 触诊锁骨的胸骨端。
- 向内侧移动大约半指宽以触诊颈静脉切迹。

小贴士

轻轻触诊,因为这个区域浅层有气管。

胸骨柄

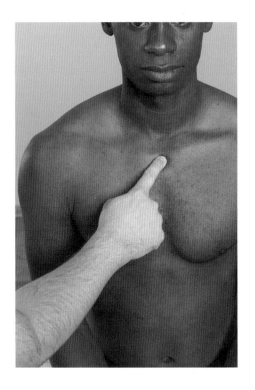

体位

- 患者:坐位或仰卧位。
- 医生:站位,面向患者。

指导

- 触诊颈静脉切迹。
- 向下移动 1~2 英寸(2.54~5.08 厘米)以触及胸骨柄。

胸骨角

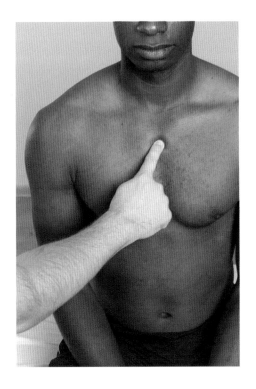

体位

- 患者：坐位或仰卧位。
- 医生：站位，面对患者。

指导

- 触诊胸骨柄。
- 沿着胸骨柄向下移动，直到感觉有骨质隆起。

小贴士

第 2 肋骨与胸骨角连接。

胸骨体

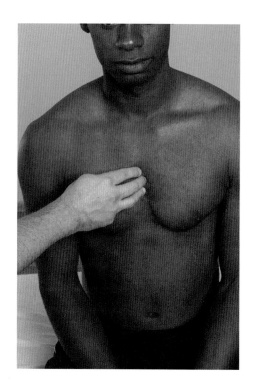

体位

- 患者:坐位或仰卧位。
- 医生:站位,面对患者。

指导

- 触诊胸骨角。
- 向下移动以触诊胸骨体的全长(约 13 厘米)。

剑突

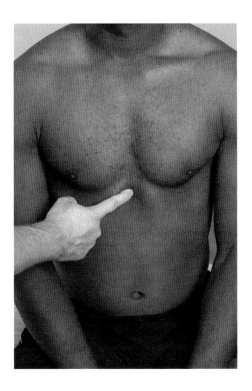

体位

- 患者:坐位或仰卧位。
- 医生:站位,面对患者。

指导

- 触诊胸骨体。
- 向下移动到最低肋骨与胸骨连接处,你会感觉到有一个尖锐的结构。

第1肋骨

前入路

体位

- 患者:坐位或仰卧位。
- 医生:站位,面对患者。

指导

- 触诊锁骨胸骨端的下表面。
- 向外下移动,以触诊锁骨下的第 1 肋骨。

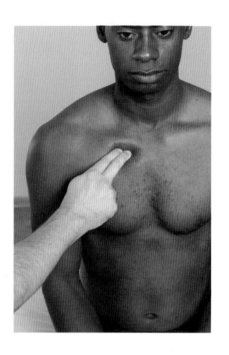

后入路

体位

- 患者:仰卧位
- 医生:坐或站在患者头部的方向。

指导

- 向前触诊锁骨。
- 将手指向后移动到锁骨上三角。
- 使用第 2、第 3 手指的指腹,直接用力向下(深)触诊第 1 肋骨的后缘,位于锁骨后面和斜方肌前面。

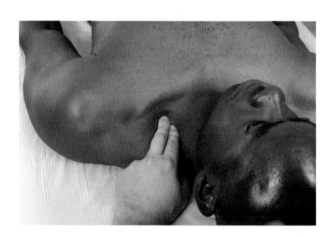

小贴士

在吸气时,第1肋骨应该最先移动到你的手指上。

临床拾遗

　　前、中斜角肌的痉挛缩短可引起第1肋骨的被动上抬或运动度降低,进而引起患侧颈椎或胸椎疼痛或上肢症状(或两者兼有)。可以由后入路进行松动或者手法来矫正被提高的第1肋骨。一项名为颈部旋转侧弯曲试验(CRLF)(Lindgren,Leino,Hakola & Hamberg,1990)已被开发用于评估第1肋骨的功能障碍。

第 2 肋骨

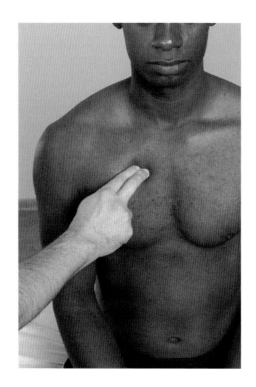

体位

- 患者:坐位或仰卧位。
- 医生:站位,面对患者。

指导

- 触诊胸骨角。
- 横向移动以沿着第 2 肋骨的边界触诊。

第 12 肋骨

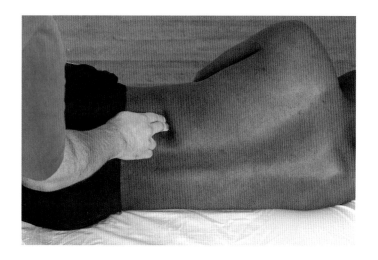

体位

- 患者:坐位或侧卧位
- 医生:站在被触诊的患者一侧或身后。

指导

- 触诊肩胛骨下角。
- 向内侧移动触诊 T7 棘突。
- 向下移动到 T12 棘突。
- 使用第 2、第 3 指的指腹,横向移动以触诊第 12 肋骨的长度。

肋间隙

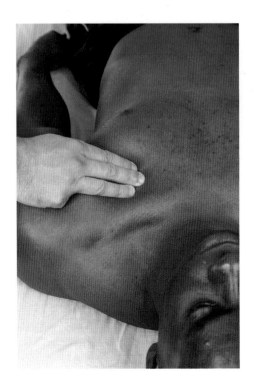

体位

- 患者:坐位或仰卧位。
- 医生:站位,面对患者。

指导

- 触诊胸骨柄,并横向移动 1~2 个手指的宽度。
- 使用三指手法:第 3 个手指应位于肋间隙,第 2 和第 4 个手指分别位于肋骨上下方。

小贴士

第 4 肋间隙大约在乳头的水平线上。

胸部和腋窝区域的肌肉和作用

肌肉	起点	止点	神经支配	作用
胸大肌	锁骨头:锁骨的前部 胸骨头:胸骨和上方的 6 块肋软骨 腹部:腹外斜肌筋膜	肱骨的结节间沟	胸内侧神经和胸外侧神经(C5-C8)	肩内旋和水平内收 锁骨头:肩屈曲 胸骨头:肩外展
胸小肌	第3、第5肋骨的侧面	喙突	胸内侧神经(C8-T1)	协助肩胛骨前伸和下旋
前锯肌	第1~8肋骨的侧面	肩胛骨的中间边界	胸长神经(C5-C7)	肩胛骨上旋和前伸
锁骨下肌	第1肋骨的侧面和下面	锁骨的下面	锁骨下神经(C5-C6)	防止锁骨的侧向移动

胸大肌

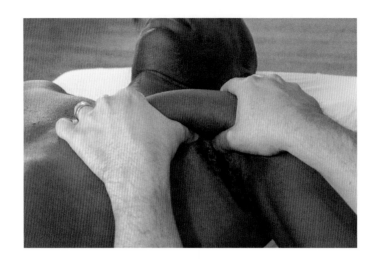

体位

- 患者:仰卧位。
- 医生:坐位,面对患者被触诊的一侧。

指导

- 将患者的手放在腰部,使肘部弯曲至 90°。
- 沿锁骨头和胸锁头的起点触诊。
- 指导患者水平内收,从而让其学会收缩胸大肌以确认触诊。
- 沿着侧面的肌纤维来感知肌肉在肱骨上的止点。

胸小肌

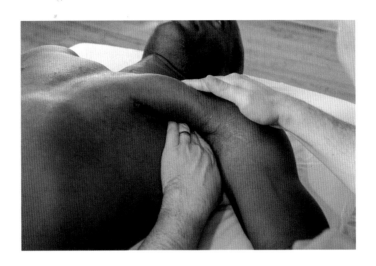

体位

- 患者：仰卧位。
- 医生：坐位，面对患者被触诊的一侧。

指导

- 将患者的手放在腰部，使肘部弯曲至 90°。
- 用一只手沿胸大肌的侧缘触诊。
- 在胸大肌下滑动一只手以触诊胸小肌。首先触诊第 3~5 肋骨的侧面，并将手指横向向上运动至喙突。
- 用另一只手越过正在触诊的手，被动地缩短胸大肌。
- 为了确认触诊并使胸小肌独立明显，请让患者向前倾斜肩膀以向前倾斜肩胛骨。

临床拾遗

　　胸小肌止于喙突，当收缩时，可向前倾斜肩胛骨，从而减少喙肩间隙的直径（Tillander & Norlin, 2002）。尽管支持性的文献尚无定论，但有一些证明表明，收缩的胸小肌可能是导致肩峰下撞击综合征的因素（Borstad, 2008；Lewis & Valentine, 2007）。

前锯肌

体位

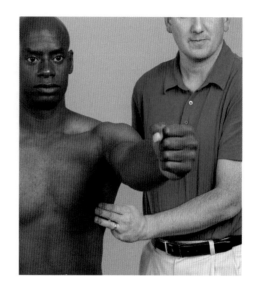

- 患者:坐位。
- 医生:站立位,在患者稍稍后方,并在被触诊的一侧。

指导

- 将患者的肩膀置于屈曲 90°的位置。
- 用一只手,从第 1~8 肋骨沿胸廓前侧触诊。
- 为了确认触诊并独立前锯肌,让患者前伸肩胛骨。

临床拾遗

前锯肌由胸长神经支配。该神经的损伤或肌肉的虚弱可导致翼状肩(见下图)。该肌肉非常重要,因为它可以和肩袖肌肉群协同工作,产生协调的肩肱节律(Neumann,2010)。前锯肌与上、下斜方肌协同工作产生肩胛骨的上旋,因此肩关节复合体上举可达到 180°。

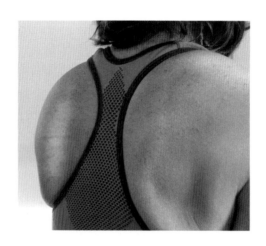

锁骨下肌

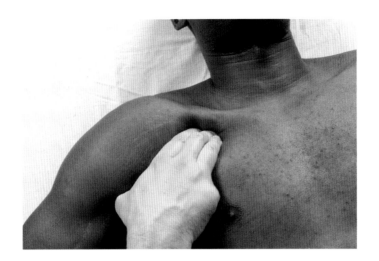

体位

- 患者:仰卧位。
- 医生:坐位,面对患者被触诊的一侧。

指导

- 将患者的手放在腰部,使肘部弯曲 90°。
- 触诊锁骨的中 1/3。
- 向下移动手指以触诊锁骨下肌。

小贴士

由于锁骨下缘周围有一些软组织结构,该区域可能敏感并对于许多人来说,触诊易痛。以缓慢的方式触诊,轻轻地增大压力。

病例分析

病史

一位 50 岁的男性来到诊所诉说,在两天前的一场周末橄榄球比赛中,被扑倒后出现右前锁骨和胸部的疼痛。患者立刻感觉到,在右边的前胸廓和肩部疼痛,并注意到右胸大肌肿胀。由于疼痛,他无法抬起右臂。患者说没有丧失意识,没有麻木或刺痛感,而且医院的 X 线片是阴性的。他是一个律师助理,已婚并有两个孩子,喜欢在周末打橄榄球。

- 仅根据这些信息,3 种最有可能的诊断是什么?

检查

既往病史	无特殊疾病
药物	萘普生
观察	不愿移动右臂,手臂抵住胸,右前胸有瘀斑
主动关节活动度	右肩屈曲 = 0°~113°,外展 = 0°~112°,内旋 = 0°~60°,外旋 = 0°~54°
被动关节活动度	与主动关节活动度相同
徒手肌力试验	在正常范围内,除右肩屈曲、内旋和水平内收=3+/5(因为疼痛)
特殊试验	肩锁关节剪切应力试验阴性 被动水平内收测试阴性
其他	神经和血管检查正常

- 根据主观和客观信息,两种最可能的诊断是什么?给出你排除第三种可能的诊断的理由。
- 根据你的鉴别判断,应该触诊该患者的什么结构?
- 鉴于所提供的所有信息,你期望通过触诊这些结构会发现什么?

病例解决方案和讨论

根据病史的可能诊断

- 肩锁关节分离。
- 锁骨骨折。
- 胸大肌挫伤。

根据病史和检查的可能诊断

- 锁骨骨折。
- 胸大肌挫伤。

　　肩锁关节分离：由于肩锁剪切应力试验呈阴性和肩锁关节触诊无压痛，可排除该诊断。

待触诊的结构

- 锁骨。
- 胸大肌。
- 胸小肌。
- 肱二头肌长头。
- 肩胛下肌。
- 胸锁关节。
- 第 1 肋骨。
- 第 2 肋骨。

触诊结果

- 整个胸大肌的压痛。
- 胸小肌轻微压痛。
- 第 1、第 2 肋骨的压痛。

临床推理

- 锁骨骨折：受伤的机制、前胸的瘀斑，以及患者不愿移动手臂都可以表明锁骨骨折。然而，锁骨缺乏压痛、肩锁剪切应力试验阴性，以及缺乏严重的结构畸形都可以排除这种诊断。
- 胸大肌挫伤：受伤的机制、前胸瘀伤、患者不愿意移动手臂、胸大肌运动无力，以及触诊胸大肌和第 1、第 2 肋骨均有压痛都表明胸大肌挫伤。

第 **5** 章

肘和前臂

肘关节和前臂关节代表了上肢的中间关节。肘和前臂由肱骨远端和桡骨及尺骨近端之间的关节组成。肘和前臂由 3 个关节组成：肱尺关节、肱桡关节、桡尺近侧关节。尺神经沿肘关节内侧方向表层而行，而且由于其位置而容易受到刺激。

肘与前臂的功能

肘和前臂在一定程度上负责进行大多数功能活动，并经常和肩胛带一起工作以实现上肢的最佳定位（Neumann，2010）。前臂的骨骼、桡骨和尺骨，起着向肱骨近端传递力的作用（Neumann，2010）。此外，这些骨骼帮助形成桡骨近端关节和桡骨远端关节，并让前臂旋前和旋后。其与肘部执行前曲和后伸的能力相结合，就能产生更大范围的运动，从而完成了各种各样的功能活动。

骨解剖学

肘和前臂由 3 块骨头组成：肱骨、桡骨和尺骨。肱骨远端面是内上髁、外上髁（图 5.1）。这些解剖标志很重要，一些肌肉和韧带附着在它们之上。外上髁作为伸肌总腱和桡侧（外侧）副韧带的附着点。除了伸肌总腱外，内上髁可作为尺侧（内侧）副韧带的附着点。内上髁后方是一个小凹陷，即尺神经所在的肘管。肱骨远端关节髁被称为肱骨小头和肱骨滑车。

肱骨小头位于外侧，内侧是肱骨滑车。在肱骨的髁上方有 3 个窝。桡窝和冠突窝位于前方，而鹰嘴窝位于后方（图 5.1）。在伸肘关节时，鹰嘴与鹰嘴窝相关节（Moore，Agur & Dalley，2011）。前臂由 2 块骨头组成，即桡骨和尺骨（图 5.2）。位于前臂内侧的尺骨是两个骨中较强壮的。尺骨近端有一些解剖学标志。尺骨粗隆和冠突位于前方，鹰嘴位于后方。在尺骨的近端外侧是桡切迹，其与桡骨头连接以形成桡尺近侧关节。桡骨是占据了前臂外侧面的骨骼。桡骨近端有头、颈和粗隆。它的中部和尺骨相关节，近端与肱骨相关节（Moore 等，2011）。

肘和前臂由 3 个关节组成，即肱尺关节、肱桡关节、桡尺近侧关节，所有关节均被

93

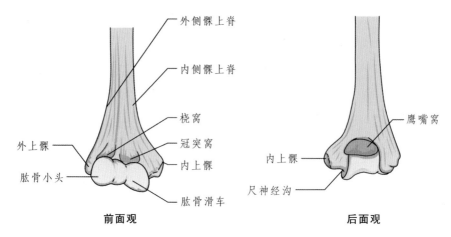

图 5.1 肱骨视图。

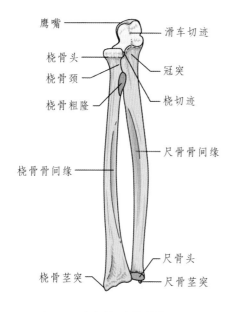

图 5.2 右尺骨、右桡骨前面观。

封闭在一个关节囊内。肱尺关节是由肱骨的滑车和尺骨的滑车切迹形成的滑车关节。由肱骨小头和桡骨头形成的肱桡关节既可以作为滑车关节也可以作为车轴关节。

这两个关节一起允许肘部曲和伸。桡尺近侧关节由尺骨的桡切迹和桡骨头组成。正是在这个关节以及肱桡关节、桡尺远侧关节的运动,才能使前臂旋前和旋后(Neumann,2010)。

软组织解剖学

肘和前臂周围有许多肌肉群。在前面,肘部屈肌由肱二头肌、肱肌和肱桡肌组成,而在后面,肱三头肌和肘肌组成了肘部伸肌肌群(图 5.3)。肘内侧被屈肌-旋前肌群覆盖,肘外侧被伸肌-旋后肌群占据。在解剖学上,这些肌群被分为不同的层次,在触诊中,需要考虑这些肌肉的相对深度,以便用适当的力来识别结构。

前臂后部被分为两层,浅层包括肱桡肌、桡侧腕长伸肌、桡侧腕短伸肌、指伸肌、小指伸肌和尺侧腕伸肌(图 5.4,浅层)。

深层由旋后肌、拇长展肌、拇短伸肌、拇长伸肌、示指伸肌组成(图 5.4,深层)。前臂后部的所有肌肉都由桡神经支配(Moore 等,2011)。

前臂前部的肌肉被分解为浅层、中层和深层(图 5.5)。浅层由旋前圆肌、桡侧腕屈

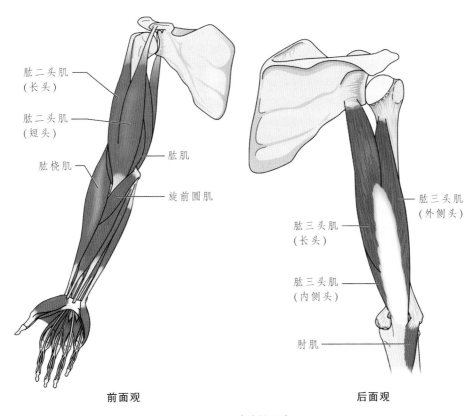

肱二头肌
（长头）

肱二头肌
（短头）

肱桡肌

肱肌

旋前圆肌

肱三头肌
（外侧头）

肱三头肌
（长头）

肱三头肌
（内侧头）

肘肌

前面观

后面观

图 5.3　手臂的肌肉。

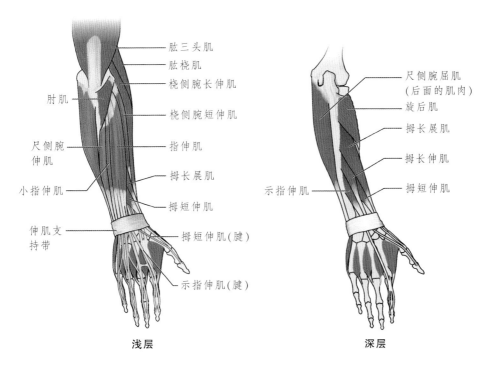

肱三头肌

肱桡肌

桡侧腕长伸肌

桡侧腕短伸肌

指伸肌

拇长展肌

拇短伸肌

拇短伸肌（腱）

示指伸肌（腱）

肘肌

尺侧腕
伸肌

小指伸肌

伸肌支
持带

尺侧腕屈肌
（后面的肌肉）

旋后肌

拇长展肌

拇长伸肌

拇短伸肌

示指伸肌

浅层

深层

图 5.4　前臂后部肌肉。

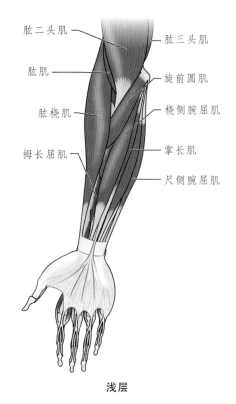

肱二头肌
肱肌
肱桡肌
拇长屈肌

肱三头肌
旋前圆肌
桡侧腕屈肌
掌长肌
尺侧腕屈肌

浅层

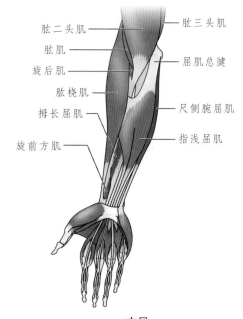

肱二头肌
肱肌
旋后肌
肱桡肌
拇长屈肌
旋前方肌

肱三头肌
屈肌总腱
尺侧腕屈肌
指浅屈肌

中层

肌、掌长肌、尺侧腕屈肌组成。中层由指浅屈肌组成。深层由指深屈肌、拇长屈肌和旋前方肌组成。这些肌肉产生肘、手臂、手腕和手的运动并为这些所有关节提供动态稳定性。前臂前部的肌肉由正中神经或尺神经共同支配（Moore 等，2011）。

　　肘和前臂周围的肌肉形成一个被称为肘窝的有边界的空间。该三角形凹陷具有内缘、外缘和基部。内缘是旋前圆肌；外缘是肱桡肌；基部是内上髁和外上髁之间的假想线。肘窝的底面是位于肘关节上方的肱肌。肘窝里含有肱二头肌肌腱、桡神经、正中神经和肱动脉（Moore等，2011）。

　　除了穿过肘关节的肌肉外，关节囊和一些韧带还可以为这些关节增加被动

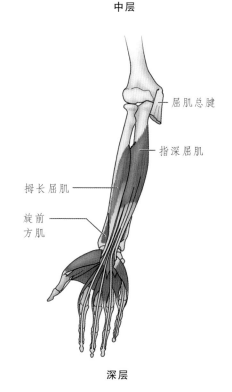

屈肌总腱
指深屈肌
拇长屈肌
旋前方肌

深层

图 5.5　前臂前部肌肉。

稳定性(图5.6)。肘内侧和外侧面分别被尺侧(内侧)副韧带和桡侧(外侧)副韧带加固(Moore et al.,2011;Neumann,2010)。尺侧副韧带从肱骨内上髁延伸到尺骨的冠突,并且抵挡外翻(外展)力,而桡侧副韧带从肱骨外上髁延伸至桡骨头并抵抗内翻(内收)力(Neumann,2010;Regan,Korinek,Morrey & An,1991)。桡尺近侧关节被厚的环状韧带加强。

该韧带负责在前臂旋前和旋后时,保持桡骨头在尺骨的桡切迹(Moore 等,2011;Neumann,2010)。

神经血管解剖学

肱动脉作为腋动脉的延续,沿着手臂内侧向下走行时是浅表的,在这里可以触摸到脉搏(图5.7)。在臂部,肱动脉位于正中神经的内侧,但这种位置关系在腋窝改变,在腋窝处,肱动脉位于正中神经的外侧。在肘窝远端,肱动脉分为桡动脉和尺动脉(Moore 等,2011)。肱动脉对触诊来说非常重要,因为它可以在评估血压时作为听诊点。

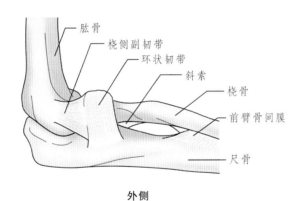

外侧

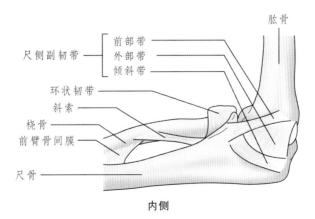

内侧

图5.6 肘关节韧带。

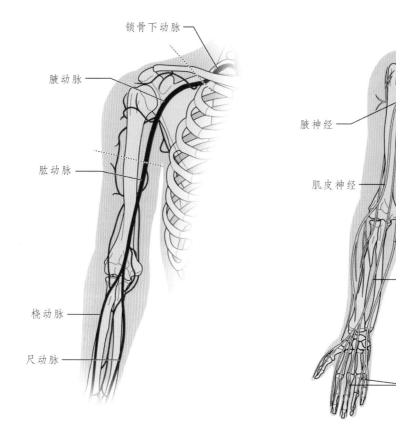

图 5.7 上肢主要动脉。　　　　图 5.8 上肢主要神经。

　　虽然一些神经穿过肘关节(正中神经、肌皮神经、桡神经、尺神经),但尺神经是最浅的且容易触及(图 5.8)。该神经起源于臂丛的内侧束,然后向后部与三头肌的长头一起走行。

　　然后穿过肌间隔并后行至肱骨内上髁(Moore 等,2011)。起于臂丛的内侧束和外侧束的正中神经沿着臂部前面进入肘窝,在肘窝处,正中神经位于肱动脉内侧。尺神经和正中神经都在上臂部走行且没有支配任何肌肉。来自臂丛神经外侧束的肌皮神经沿着臂部前面走行,负责支配肱二头肌、肱肌和喙肱肌。最后,桡神经,即臂丛神经后束的一个分支,在穿过肌间隔之前沿着它支配的肱三头肌的外侧面向下走行。然后走行在肱肌和肱桡肌之间(Moore 等,2011)。

触诊

　　在下面的内容中, 我们将介绍 8 种骨性结构、15 种软组织结构和 2 种神经血管结构的触诊技术。

外上髁

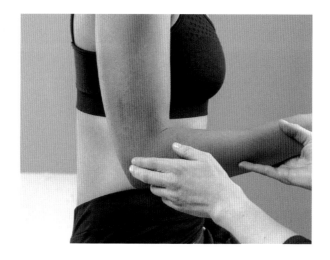

体位

- 患者:坐位。
- 医生:坐位,面对患者被触诊的一侧。

指导

- 将患者的肘部放置在 90° 的屈曲位置。
- 沿肘关节外侧触诊,直至感觉到有骨突出。

临床拾遗

外上髁是伸肌总腱的附着点。有着外上髁痛(网球肘)的患者,在外侧髁上表现剧烈的疼痛。现在认为,肱骨外上髁炎比腱索炎更像真正的炎症。颈椎或胸椎(或两者)的关节活动度变小、肩胛肌肉无力或其位置不正都会导致运动链的异常压力,进而造成这种情况(Gonzalez-Iglesias,Cleland,del Rosario Gutier-rez-Vega,& Fernandez-de-las-Penas,2011)。

内上髁

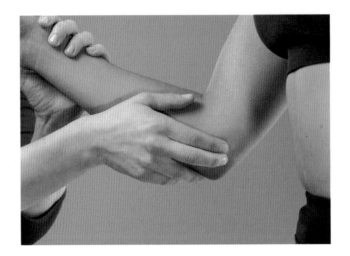

体位

- 患者:坐位。
- 医生:坐位,面向患者被触诊的一侧。

指导

- 将患者的肘部放置在 90°的屈曲位置。
- 沿肘关节的内侧触诊,直至感觉到有骨质突出。

内上髁是伸肌总腱的附件。有内上髁痛(高尔夫球手的肘)的患者,在内上髁上表现剧烈的疼痛。这应该类似于外上髁疼痛评估。

鹰嘴

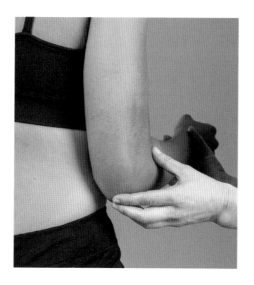

体位

- 患者:坐位。
- 医生:站位,面向患者被触诊的一侧。

指导

- 将患者的肘放置在 90° 屈曲位置,将鹰嘴从鹰嘴窝中移出。
- 触诊尺骨近端后部的明显突出位置。

桡骨头

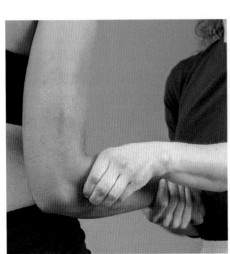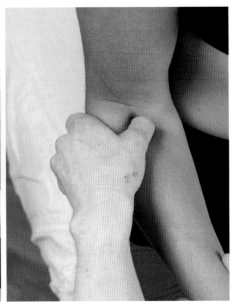

体位

- 患者:坐位。
- 医生:站位,面对患者被触诊的一侧。

指导

- 将患者的肘部放置在90°的屈曲位置。
- 触诊外上髁。
- 使用第1、第2、第3手指的指腹(钳形抓握),向远侧和中间移动大约1英寸(2.54厘米)以触诊桡骨头。
- 让患者前臂旋前和旋后来确认触诊,你会感觉到手指下的桡骨头旋转。

小贴士

- 该结构在前臂后部的肌肉深部。必须用足够的压力来触诊。
- 作为代替方法,可从前臂外侧面触诊桡骨头。这是通过触诊外上髁,向外侧和前方稍微移动,并且随着患者旋前和旋后感觉它在你的手指下旋转来完成。当前臂有大量软组织时(如第2张照片),此方法可能非常有用。
- 当试图触诊同一结构的两侧时,要用钳形抓握。

桡骨粗隆

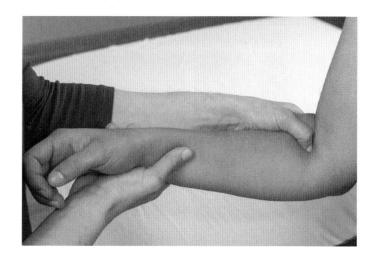

体位

- 患者:坐位。
- 医生:站位,面对患者被触诊的一侧。

指导

- 将患者的肘部放置在 90°的屈曲位置,前臂置于旋后姿势。
- 让患者通过抵抗肘关节屈曲(和旋后)来使二头肌收缩。
- 触诊肘窝内的二头肌肌腱。
- 让患者放松,并缓慢施加更大的压力来触诊桡骨粗隆。
- 让患者旋前或旋后来确认触诊,以便能感觉到手指下移动的结节。

小贴士

这可能让患者来说会感到不适,所以慢慢地施加强大的压力来准确评估该结构。

肱骨干

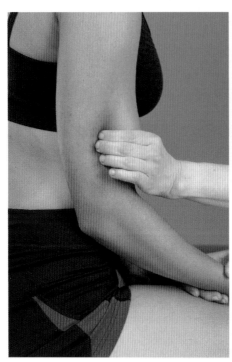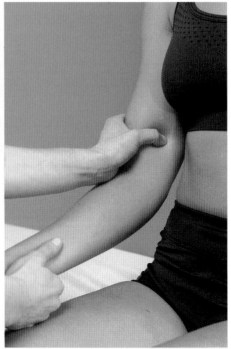

体位

- 患者:坐位。
- 医生:站立,面朝向患者的一侧触诊

指导

- 触诊三角肌粗隆。
- 使用第 1、第 2 和第 3 手指的指腹(钳形抓握)将你的手指移动到肱骨的远端。
- 此外,使用第 2 和第 3 手指的指腹触诊肱骨干的近端。
- 分别触诊前面、内侧、外侧和后面。

桡骨干

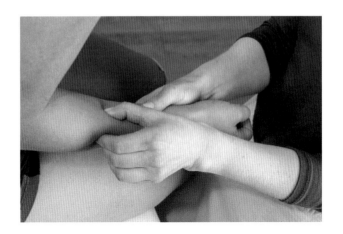

体位

- 患者:坐位。
- 医生:站位,面朝向患者的一侧触诊。

指导

- 触诊桡骨头。
- 使用钳形抓握,将手指向远端移动,触诊整个桡骨干。

尺骨干

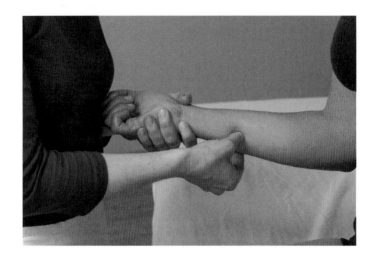

体位

- 患者:坐位。
- 医生:站位,面朝向患者的一侧触诊。

指导

- 触诊内上髁。
- 钳形抓握,将手指向远侧轻轻移动,以确定尺骨干的近端。
- 持续将手指向远端移动以触摸到整个尺骨干。

臂部和前臂的前群后群肌肉

肌肉	起点	止点	神经支配	作用
臂部				
肱二头肌	长头：肩胛骨盂上结节 短头：肩胛骨喙突	桡骨粗隆	肌皮神经(C5-C7)	前臂旋后，屈肘 长头：肩屈曲 内收
肱肌	肱骨远端1/4	尺骨冠突	肌皮神经(C5-C7)	屈肘
喙肱肌 (不可触摸)	肩胛骨喙突	肱骨远端前内侧	肌皮神经(C5-C7)	屈曲肩和内收
肱三头肌	长头：肩胛骨盂下结节 外侧头：桡神经沟的外 　　上方骨面 内侧头：桡神经沟的内 　　下方骨面	尺骨鹰嘴	桡神经(C6-C8)	伸肘 长头：肩伸直
肘肌 (不可触摸)	肱骨外上髁	尺骨后缘	桡神经(C6-C8)	协助肘关节外展 帮助稳固肘部 侧面
前臂				
肱桡肌	肱骨外上髁上方	桡骨远端外侧	桡神经(C6-C8)	屈肘，前臂旋后
桡侧腕长伸肌	肱骨外上髁上方	第2掌骨	桡神经(C6-C8)	伸腕，腕外展
桡侧腕短伸肌	肱骨外上髁(常见伸肌 肌腱)	第3掌骨	桡神经(C6-C8)	伸腕，腕外展
指伸肌	肱骨外上髁(常见伸肌 肌腱)	第2~5指骨终端 和远端(伸肌 扩张)	桡神经(C6-C8)	伸展2~5指掌关 节(MCP)
小指伸肌	肱骨外上髁(常见伸肌 肌腱)	小指指背腱膜	桡神经(C6-C8)	伸小指
尺侧腕伸肌	肱骨外上髁(常见伸肌 肌腱)和尺骨后缘	第5掌骨	桡神经(C6-C8)	伸腕，腕内收
旋后肌 (不可触摸)	肱骨外上髁、桡侧韧带、 环状韧带、旋后肌窝 和嵴	桡骨上端前、后缘 和侧面	桡神经(C6-C8)	前臂旋后
拇长展肌	桡骨、尺骨后缘和骨间 膜的后面	第1掌骨	桡神经(C6-C8)	拇指外展
拇短伸肌	桡骨后缘和骨间膜的 后面	第1指骨近节端	桡神经(C6-C8)	伸第1指骨
拇长伸肌	尺骨后缘和骨间膜的 后面	第1指骨远节端	桡神经(C6-C8)	伸展第1掌指和 指间关节

(待续)

臂部和前臂的前群后群肌肉(续)

肌肉	起点	止点	神经支配	动作
示指伸肌	尺骨后缘和骨间膜后面	第2指骨伸肌肌腱	桡神经(C6–C8)	伸展第2指
旋前圆肌	肱骨头:肱骨内上髁(普通屈肌腱) 尺骨头:尺骨的冠状突	桡骨近端外侧面	正中神经(C6–C7)	前臂旋前、屈肘
桡侧腕屈肌	肱骨内上髁(普通屈肌腱)	第2、第3掌骨	正中神经(C7–T1)	屈腕、腕外展
掌长肌	肱骨内上髁(普通屈肌腱)	手掌掌腱膜	正中神经(C7–T1)	屈腕
尺侧腕屈肌	肱骨头:肱骨内上髁(普通屈肌腱) 尺骨头:尺骨冠状突	第5掌骨,钩状骨钩和豌豆骨	尺神经(C7–T1)	屈腕,腕内收
指浅屈肌	肱尺头:肱骨内上髁(普通屈肌腱)和尺骨冠状突 桡骨头:桡骨前面	第2~5指的中节指骨体	正中神经(C8–T1)	2~5的近端指间关节(PIP)的屈曲
指深屈肌 (不可触摸)	尺骨上端和骨间膜前面近端三分之一	第2~5指骨远端	腱1和2正中神经 腱3~4尺神经(C8–T1)	屈第2~5指骨间关节和掌指关节
拇长屈肌 (不可触摸)	桡骨和骨间膜的前面	第1指远节指骨底	正中神经(C8–T1)	屈第1指掌指关节
旋前方肌 (不可触摸)	尺骨远端	桡骨远端	正中神经(C8–T1)	前臂旋前

　　在本章中,集中的讨论了在近端的这些肌肉。另外,在触诊过程中,强调对肌肉腹部的描述。

　　这些横穿手腕的前肌肉,有时甚至是手的肌腱穿过手腕,在手腕和手部的章节中将会对其有更加详细描述。

肱二头肌

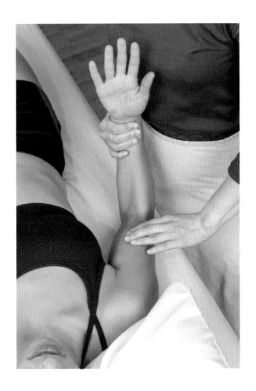

体位

- 患者：坐位或仰卧位。
- 医生：坐位或站位，面对患者的一侧触诊。

指导

- 将患者的前臂置于仰卧位，肘部屈曲到 90°。
- 触诊上臂前侧的整个肌肉的腹部。
- 为了确认触诊，让患者做肘部屈曲来收缩肌肉。

小贴士

- 将肱二头肌附着在桡骨粗隆上，参照指示来触诊桡骨粗隆。
- 为了分离肱二头肌长头，请参阅第 3 章，具体来说就是结节间沟。

肱肌

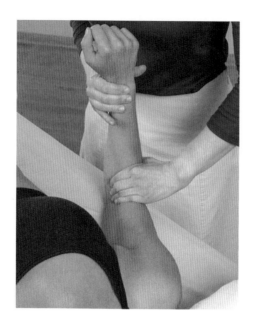

体位

- 患者:仰卧位。
- 医生:坐位或站位,面对患者的一侧触诊。

指导

- 将患者的前臂置于旋前,肘部弯曲至 90°。
- 触诊肌肉的止点,其位于冠突附近。
- 让患者肘部弯曲来收缩肌肉。

小贴士

肱肌位于肱二头肌的深处,形成了肘窝的底部。也许有必要让患者先收缩肱二头肌,然后让患者放松,这样肱二头肌就被移到了一边,使得可以触诊到更深层的肱肌。

肱三头肌

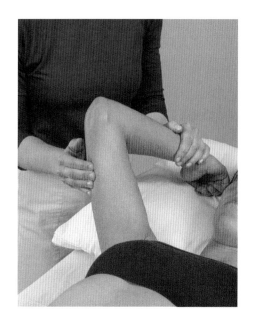

体位

- 患者:仰卧位
- 医生:坐位或站位,在患者的后面或者侧面触诊。

指导

- 将患者的前臂旋后,肘部屈曲约至110°。
- 触诊鹰嘴。
- 用2个或3个手指的指尖,将你的手指移动4~5英寸(10~13厘米),用来触诊肱三头肌的肌肉。
- 为了确定触诊,让患者做肘部后伸来收缩肌肉。

小贴士

因为肱三头肌的内侧头很深,所以触诊不能准确。

肱桡肌

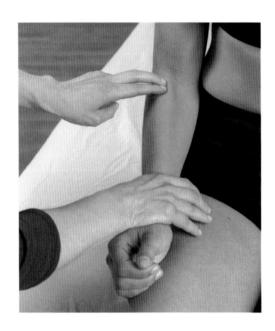

体位

- 患者:坐位。
- 医生:坐位或站位,面向患者的一侧触诊。

指导

- 将患者的前臂置于中位(而不是旋前或旋后)。
- 用 3 个手指触诊外上髁,再将手指移动大约 1.3 英寸(3.3 厘米)。
- 让患者的前臂保持肘部屈曲,以独立和收缩肱桡肌。

桡侧腕长伸肌

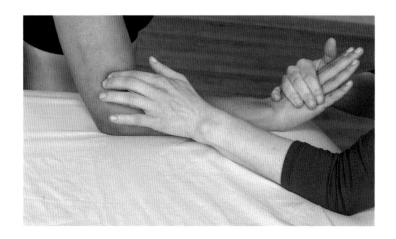

体位

- 患者:坐位,前臂放在诊疗床或支撑物上,并处于一个旋前状态。
- 医生:坐位,面向患者的一侧触诊。

指导

- 触诊外上髁。
- 使用2个或3个手指指尖,从近端移动到肱骨远端的外侧(外上髁)。
- 为了确认触诊,让患者伸腕和桡偏,收缩桡侧腕长伸肌。

桡侧腕短伸肌

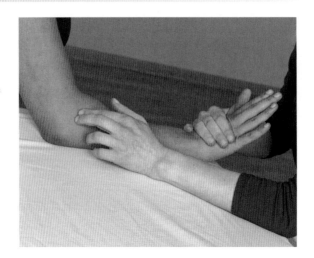

常见伸肌肌腱

- 桡侧腕短伸肌(ECRB)。
- 指总伸肌(EDC)。
- 小指伸肌(EDM)。
- 尺侧腕伸肌(ECU)。

体位

- 患者:坐位,前臂放在诊疗床上处于一个旋前状态。
- 医生:坐位,面向患者的一侧触诊。

指导

- 用2个手指指腹触诊外上髁。
- 向远端移动去触诊桡骨头。
- 将你的手指横向地移动到ECRB的肌肉腹部。
- 为了确认触诊,让患者伸直手腕。

小贴士

由于ECRB止于第3掌骨和第3指是手的中间部位, 从运动学的角度来讲, ECRB的作用主要是伸腕和腕外展(Neumann,2010)。

临床拾遗

研究表明,外上髁的疼痛(网状肘)通常与桡侧腕短伸肌有关(Kraushaar & Nirschl,1999)。

指总伸肌

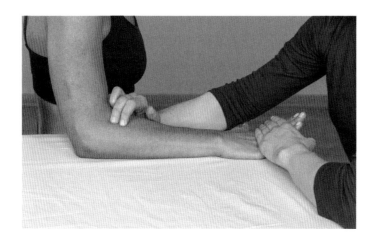

体位

- 患者:坐位,前臂放在诊疗床上处于一个旋前状态。
- 医生:坐位,面向患者的一侧触诊。

指导

- 用 2 个手指的指腹触诊桡侧腕短伸肌。
- 把你的手指向内移动来触诊指总伸肌的肌腹（你的手指应该在前臂后部的内侧）。
- 为了确认触诊,让患者伸展第 2~5 掌骨。

小指伸肌

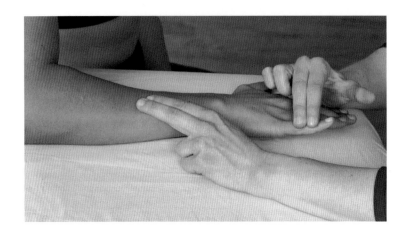

体位

- 患者:坐位,前臂放在桌子处于一个旋前状态。
- 医生:坐位,面向患者的一侧触诊。

指导

- 用 2 个手指的指腹触诊外上髁。
- 将手指移近 2/3,在前臂后内侧触诊 EDM 的肌肉腹部。
- 为了确认触诊,让患者伸展第 5 掌骨。

小贴士

记住 EDM 与 EDC 的肌腱相连,在前臂后部的远端 1/3 的位置。

尺侧腕伸肌

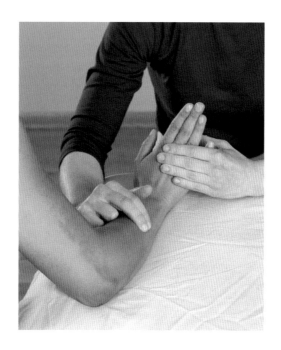

体位

- 患者:坐位,前臂放在诊疗床或支撑物上,并处于一个旋前状态。
- 医生:坐位,面向患者的一侧触诊。

指导

- 使用 2 个手指的指腹触诊 EDC。
- 向内移动你的手指大约 1 英寸(2.54 厘米)去触诊 ECU 的肌肉腹部(你的手指应该在前臂后的最内侧)。
- 为了确认触诊,让患者伸腕和尺偏。

旋前圆肌

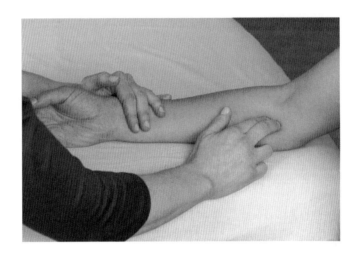

常见伸肌肌腱

- 旋前圆肌。
- 桡侧腕屈肌(FCR)。
- 掌长肌。
- 尺侧腕屈肌(FCU)。

体位

- 患者:坐位,前臂放在诊疗床或支撑物上,并处于一个旋后状态。
- 医生:坐位,面向患者的一侧触诊。

小贴士

- 用2个手指的指腹触诊内上髁。
- 将你的手指移到肘窝边缘的内侧(旋前圆肌)。
- 为了确认触诊,让患者的前臂旋前以抗阻。

桡侧腕屈肌

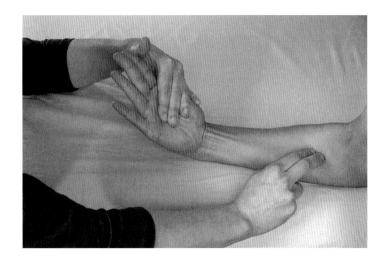

体位

- 患者:坐位,前臂放在诊疗床或支撑物上,并处于一个旋后状态。
- 医生:坐位,面向患者的一侧触诊。

指导

- 用 2 个手指的指腹触诊旋前圆肌。
- 将手指向内侧远端移动 0.5 英寸(1.27 厘米),触诊 FCR 的肌腹。
- 为了确认触诊,让患者屈腕和桡偏。

掌长肌

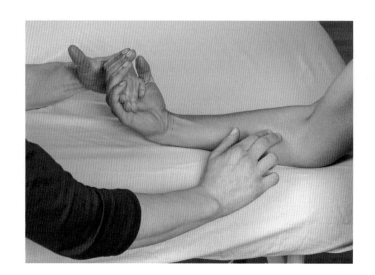

体位

- 患者：坐位，前臂放在诊疗床或支撑物上，并处于一个旋后状态。
- 医生：坐位，面向患者的一侧触诊。

指导

- 用 2 个手指的指腹触诊 FCR。
- 把手指向内侧移动 0.5 英寸(1.27 厘米)触诊掌长肌的肌腹。
- 为了确认触诊，让患者屈腕和弯曲第 1~5 指骨。

注解

一部分人没有双侧的掌长肌，有些人根本就没有。

尺侧腕屈肌

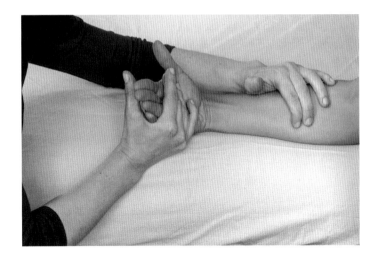

体位

- 患者:坐位,前臂放在诊疗床或支撑物上,并一个旋后状态。
- 医生:坐位,面向患者的一侧触诊。

指导

- 用 2 个手指的指腹触诊掌长肌。
- 向内侧移动手指 0.5 英寸(1.27 厘米),触诊尺侧腕屈肌的肌腹。
- 为了确认触诊,让患者屈腕和尺偏。

小贴士

如果患者没有掌长肌,从内上髁开始触诊,然后向远端移动 1 英寸(2.54 厘米)以触诊 FCU。

内侧(尺侧)副韧带

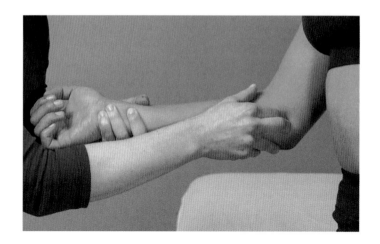

体位

- 患者:坐位。
- 医生:坐位或站位,面向患者的一侧触诊。

指导

- 让患者的肘部大约屈曲 70°。
- 用第 2 个和第 3 个手指的指腹触诊内上髁。
- 把手指稍微低一点,然后再往前移动到肘关节线(肱尺关节)。
- 当你从内上髁移到冠突的过程中,施加一定的力。

小贴士

- 在没有肘部病变的患者身上,这种韧带很难准确地触诊,当疼痛出现时,因肘部创伤可能会更加容易触诊。
- 你可以在肘关节处施加一个外翻的力,给韧带施加压力,这可能会提高你精确触诊肘部内侧韧带的能力(Regan 等,1991)。面对患有肘部关节病变的患者,应该要小心谨慎一些。

外侧(桡侧)副韧带

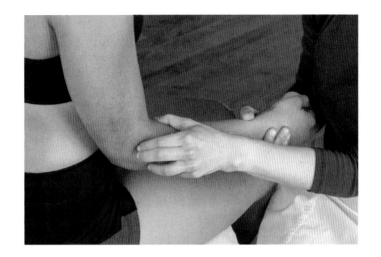

体位

- 患者:坐位。
- 医生:坐位,面向患者的一侧触诊。

指导

- 让患者的肘部屈曲大约 70°。
- 用第 2 和第 3 个手指的指腹触诊外上髁。
- 把手指稍微低一点,然后再往前移动到肘部关节线(肱尺关节)。
- 当你从外上髁向桡骨移动时,施加一个压力。

小贴士

- 在没有肘部病变的患者身上,这种韧带很难准确地触诊,当疼痛出现时,因肘部创伤可能更加容易触诊。
- 为了提高这种触诊的准确性,你可以在肘关节处施加一个内翻的力。这将会使压力穿过韧带,并可能提高触诊外侧副韧带的准确性(Regan 等,1991)。对于有肘部关节病变的患者,应该小心谨慎地做这件事。

肱动脉

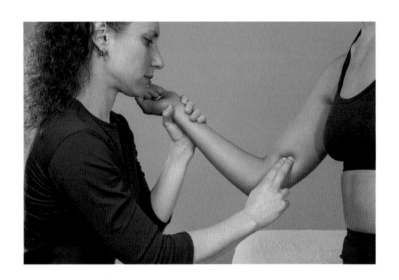

体位

- 患者:坐位。
- 医生:坐位或站位,面向患者的一侧触诊。

指导

- 将患者的肘部屈曲 90°。
- 用第 2 和第 3 个手指的指腹触诊内上髁。
- 将你的手指向外侧移动 0.5 英寸(1.27 厘米),向上移动 0.5 英寸(1.27 厘米),这样它们就在肘窝的上方。
- 用你的第 2 和第 3 个手指的指腹施加轻微的压力来评估肱动脉和脉搏。

小贴士

因为这条动脉延伸到上臂内侧的 2/3,所以这条动脉可以在它的路径的任何位置触诊。

尺神经

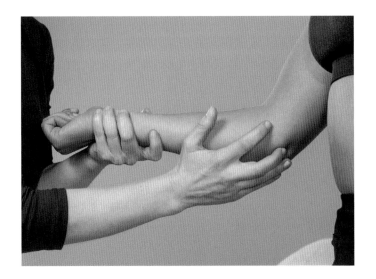

体位

- 患者:坐位。
- 医生:坐位或站位,面向患者的一侧触诊。

指导

- 将患者的肘部屈曲 90°。
- 用第 2 个和第 3 个手指的指腹触诊内上髁。
- 继续将第 3 个手指移动到后面,直到触碰到肘管(沟)。
- 柔和地触诊在尺神经沟内的尺神经。

小贴士

尺神经的触诊可能会引起前臂内侧的不适,这种不适可以远传到第 4、第 5 指。如果患者表达了不适,就应重新评估和更改触诊方案。

病例分析

病史

一位 30 岁的女性向你的诊所报告了她右肘疼痛。患者报告,疼痛大约是在 2 个月前开始的。她注意到,在工作了 1 天后,或者在电脑打字很长时间后,或有时在健身房进行了剧烈的肩部锻炼后,症状就有所增加。她是一个右利手的理发师。她和一个室友住在一起,晚上去上学。她试着每周到健身房 2~3 次,在那里做 30 分钟的有氧运动和举重。

- 基于这些信息,最有可能的 3 种诊断是什么?

检查

既往病史	无特殊疾病
药物	美林
观察	增加右侧翼状肩程度
主动关节活动度	在正常范围内,除了右手腕主动背伸活动度 0°~50°,伴随疼痛
被动关节活动度	在正常范围内
徒手肌力试验	右上肢 5/5,除了伸腕 3+/5 疼痛,前锯肌 4-/5
特殊试验	右手第 3 手指抗阻伸展疼痛 颈椎分离试验阴性 象限测试阴性 上肢正中神经张力试验阴性
其他	对桡神经感觉完整

- 根据主观和客观的信息,两种最可能的诊断是什么?给出你消除第三种诊断的理由。
- 根据你的诊断鉴别,应该触诊这个患者的什么结构?
- 考虑到所提供的所有信息,你希望在这些结构的触诊中能发现什么?

病例解决方案和讨论

根据病史的可能诊断

- 颈神经根病。
- 外上髁疼痛。
- 桡管综合征。

根据病史和检查的可能的诊断

- 外上髁疼痛。

- 桡管综合征。

颈神经根病:这种诊断可以排除在颈椎分离试验阴性、象限测试阴性和上肢正中神经张力实验阴性的情况下。此外,由于缺乏肌肉或皮肤的体征和症状,这一诊断结果极不可能。

触诊的结构

- 外上髁。
- 桡骨头。
- 前臂后群肌肉(ECRB)。

触诊结果

- 外上髁压痛点。
- 前臂后群肌肉的触诊压痛。

临床推理

- 外上髁疼痛：患者工作的重复性使她有患上外上髁疼痛的风险。她的局部疼痛,外上髁的压痛,前臂后群肌肉的疼痛和第 3 个手指的抗阻伸展疼痛和手腕背伸疼痛都表明是这个诊断。

- 桡管综合征:患者的前臂后侧疼痛是桡管综合征的症状。然而,桡管综合征的痛苦更多的是在前臂后侧的弥漫性疼痛;而且没有感觉上的变化,这是桡管综合征的主要诊断标准之一。此外,外上髁的压痛点不在桡管综合征的诊断里。

第 6 章

腕和手

组成手腕和手的解剖复合体的关节:桡尺远侧关节、桡腕关节、腕掌关节、掌指关节、指骨间关节。许多骨骼、韧带和肌肉组成并稳定了这些重要关节,使许多精细的运动任务得以实现。几根神经和动脉穿过手腕,给手指带来了感觉、运动功能和动脉供应。

腕和手的功能

腕部最重要的功能是保持一个理想的指伸肌和屈肌的张力关系,以优化手在执行任务时的功能(Neumann,2010)。任何创伤、伤害、疾病或手腕的固定都会对个人的日常生活能力产生负面影响。

除了腕部的功能外,我们还依靠手来进行精细运动功能和对物体的操控。为了使这一过程发生,上肢的其他关节负责手在空间中的放置(大幅度运动)。适当地放置手使它能够执行所需的任务。手部的精细运动和操纵功能需要高度协调运动,同时稳定上肢的许多关节。

手有能力去进行各种各样的骨性运动。根据关节的不同,这些手指可以执行屈、伸、外展和内收。除了这些其他动作,拇指,即第 1 指,拥有特殊的结构使其和其他任何手指对掌。从功能上来说,手的拇指边(桡侧)是用来灵活运动的,而收的内侧(尺侧),尤其是第 5 个手指,为握力提供了力量(Neumann,2010)。

骨解剖学

腕关节由 8 块腕骨组成,它被分为近端和远端(图 6.1)。近端由手舟骨、月骨、三角骨和豌豆骨组成,而远端则由大多角骨、小多角骨、头状骨和钩骨组成。钩骨的前外侧有一个很大的突出叫作钩骨钩。尤其重要的是手舟骨、月骨、钩骨和豌豆骨,有很多的软组织结构都附着于它们。手舟骨和月骨作为鱼际肌肉的附着,钩骨和豌豆骨作为小鱼际肌的附着(Moore,Agur & Dalley,2011)。

腕关节由两个关节组成,两个关节都被封闭在同一个关节囊中。桡腕关节是 1 个

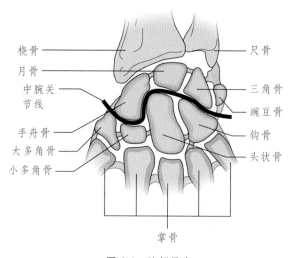

图 6.1 腕部骨头。

髁状关节(椭圆关节),由桡骨远端和舟状骨及月骨相连(图6.1)。腕中关节也是一种髁状关节(椭圆关节),是由近端手舟骨和月骨及远端的关节头相连(Neumann,2010)。这两个关节同时操控腕的屈和伸,内收和外展。在腕关节的近端另一个关节是滑膜关节。桡尺远侧关节由尺骨头和桡骨上的尺骨切记连接形成。正是这个运动的关节,与桡尺近侧关节使前臂旋前和旋后。除了骨关节外,在桡骨和尺骨之间有一层厚厚的骨间膜,可以将力从桡骨转移到尺骨,再传到肱骨(Neumann,2010)。

手部的骨骼解剖是相当复杂的,因为有很多的骨骼、关节和韧带,不仅能给手提供稳定性而且还能促进多个平面的运动。手有5个手指,第1~5个,开始的为大拇指(第1个),结束的为小指(第5个)。腕骨的远端是5块掌骨,它是许多前壁肌肉的附着点。在掌骨的远端是指骨,在所有的手指中,它可以被分为近节指骨、中节指骨、远节指骨,除了拇指没有中节指骨(图6.2)(Moore等,2011)。这些小骨头构成了腕掌关节(CMC)、掌指关节(MCP)、近侧指骨间关节(PIP)以及远侧指骨间关节(DIP)。第一CMC关节对手的功能来说尤其重要,因为这个鞍状关节能在矢状面和冠状面上运动,使得与其他4

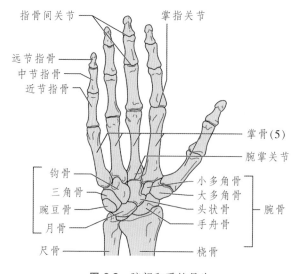

图 6.2 腕部和手的骨头。

个手指对掌成为可能。其余的 CMC 关节
运动很少，除了第五 CMC 关节，它与第
一 CMC 关节合作能形成杯状。手的 MCP
关节也允许在矢状面和冠状面上运动，
而 IP 关节只允许在矢状面上运动。所有
这些关节都被各种软组织（韧带、关节囊、
肌肉、筋膜）稳定下来，以防止不必要的
运动（Neumann，2010）。

软组织解剖学

　　有很多组的肌肉穿过前臂的远端、
腕和手。第 5 章描述了起始于外上髁和
内上髁的肌肉，并介绍如何伸展前臂触
诊肌腹。本章的重点是触诊它们穿过手
腕的远端肌腱和它们止于手部的头。

　　手腕的前方有几根肌腱穿过它：桡
侧腕屈肌、掌长肌、尺侧腕屈肌、指浅屈
肌、指深屈肌和拇长屈肌（图 6.3）。在手
腕的前部是腕管，这是一条狭窄的通道，
正中神经通过它到达手。拇长屈肌，指浅

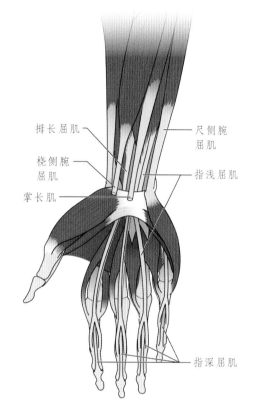

拇长屈肌
尺侧腕屈肌
桡侧腕屈肌
指浅屈肌
掌长肌
指深屈肌

图 6.3　前手腕肌腱。

屈肌和指深屈肌的肌腱全部都穿过腕管，伴随着正中神经和一条桡动脉。这条隧道是
由腕横韧带覆盖的。穿过腕部的腕管、肌肉和肌腱的浅层是屈肌支持带，这是一种厚
筋膜，它能使肌腱在手腕屈曲时弯曲（Moore 等，2011）。

　　手腕的后面有几根肌腱穿过它：桡侧腕长伸肌和桡侧腕短伸肌，指总伸肌，小指
伸肌和尺侧腕伸肌（图 6.4）。前臂的远端外侧有一个低注的叫鼻烟窝，附近有几根肌
腱。拇长展肌和拇短伸肌肌腱构成鼻烟窝的前缘，而拇长伸肌则构成鼻烟窝的后部边
界。舟状骨和大多角骨构成了鼻烟窝下缘（Moore 等，2011）。

　　这些肌肉和肌腱的表面是另一种厚筋膜，伸肌支持带，它阻止了伸肌肌腱在腕部
背伸时成弓（Moore 等，2011）。伸肌支持带由 6 个隔室或隧道组成，通过它们，肌腱可
以止于手上的位置。第 1 隔室包括了拇长展肌和拇短伸肌。第 2 隔室包含桡侧腕长伸
肌和桡侧腕短伸肌，第 3 隔室包含拇长伸肌。指总伸肌和示指伸肌穿过第 4 隔室，小
指伸肌在第 5 隔室。最后，尺侧腕伸肌穿过第 6 隔室（Moore 等，2011）。图 6.4 说明了
这些隔室。

　　手掌由 20 块固有肌肉组成，这些肌肉可以被分成几组。大鱼际肌肉群，也称作
鱼际隆起，位于手的桡侧，其中包括拇短展肌、拇短屈肌和拇对掌肌（图 6.5）。除此

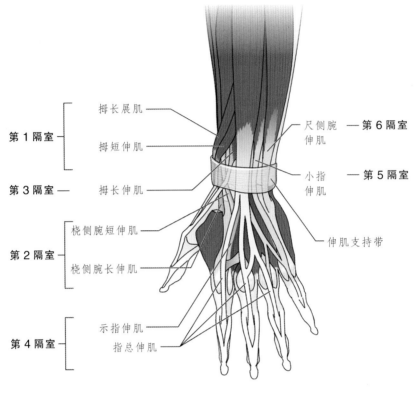

第1隔室 ｛ 拇长展肌
　　　　　 拇短伸肌

第3隔室 — 拇长伸肌

第2隔室 ｛ 桡侧腕短伸肌
　　　　　 桡侧腕长伸肌

第4隔室 ｛ 示指伸肌
　　　　　 指总伸肌

尺侧腕伸肌 — 第6隔室

小指伸肌 — 第5隔室

伸肌支持带

图 6.4　腕部后肌腱。

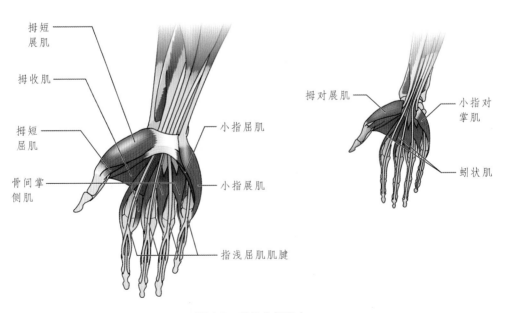

拇短展肌

拇收肌

拇短屈肌

骨间掌侧肌

小指屈肌

小指展肌

指浅屈肌肌腱

拇对展肌

小指对掌肌

蚓状肌

图 6.5　手的内部肌肉。

之外，要完成的肌肉位于手的桡侧，拇收肌附着于第 1 个手指。在手的尺侧是小鱼际肌群，同样被称为小鱼际隆起。这个肌肉群由小指展肌、小指短屈肌和小指对掌肌组成。

　　手的剩余的内部肌肉被分为 3 个其他额外的组：蚓状肌、骨间背侧肌和骨间掌侧肌，每一个组都有 4 块肌肉。所有这些都有助于手部的生物力学功能。为了完成手部的内在肌肉，短小的掌短肌位于手的尺侧，没有显著的骨运动作用，而是收紧手部尺侧的皮肤（Moore 等，2011）。

　　在手和腕的周围是一些重要的韧带，在运动过程中增加了这些关节的被动稳定性。在肘部，关节的被动稳定性由内侧（尺侧）和外侧（桡侧）副韧带来提供，所有这些都可以触诊到（图 6.6）。这里同样也有一些腕和手内部的韧带将一个腕骨连接到另一个腕骨上。尤其重要的是舟月韧带，起源于手舟骨和月骨。在手腕不稳定或受创伤的情况下，韧带可能会撕裂，在负重活动中引起患者疼痛（Kitay & Wolfe，2012；Moore 等，2011；Neumann，2010）。这些是很小的韧带，然而，不能直接的触诊到。

神经与血管解剖学

　　桡动脉和尺动脉都穿过了手腕的前部（图 6.7），它们在这个位置上都很明显。桡动脉位于桡侧腕屈肌外侧肌腱上。这支动脉进入到手部并帮助形成掌深弓。在内侧，尺动脉位于尺侧腕屈肌外侧肌腱上，随后进入手部帮助形成掌浅弓（Moore 等，2011）。

　　同时有一些神经穿过腕关节、正中神经，位于腕管，是上肢最常受伤的神经（图 6.8）（Akalin 等，2002）。这条神经进入前臂通过旋前圆肌的头部进入前臂，并支配前臂和手的肌肉。正中神经可以被压在腕管中，引起腕管综合征，同时也会在旋前圆肌中受卡压，引起旋前圆肌综合征。但是后一种情况远没有第一种腕管综合征常见（Moore 等，2011）

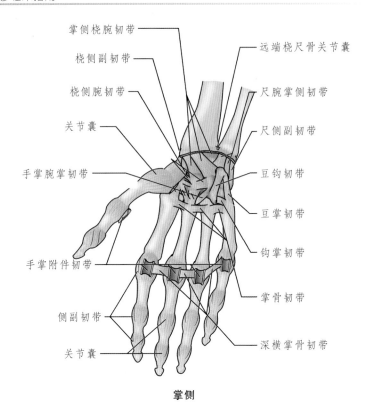

掌侧桡腕韧带

桡侧副韧带

桡侧腕韧带

关节囊

手掌腕掌韧带

手掌附件韧带

侧副韧带

关节囊

远端桡尺骨关节囊

尺腕掌侧韧带

尺侧副韧带

豆钩韧带

豆掌韧带

钩掌韧带

掌骨韧带

深横掌骨韧带

掌侧

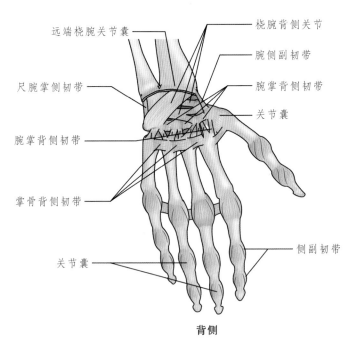

远端桡腕关节囊

尺腕掌侧韧带

腕掌背侧韧带

掌骨背侧韧带

关节囊

桡腕背侧关节

腕侧副韧带

腕掌背侧韧带

关节囊

侧副韧带

关节囊

背侧

图 6.6　腕部和手的韧带。

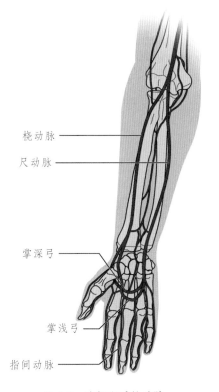

桡动脉

尺动脉

掌深弓

掌浅弓

指间动脉

图 6.7　腕部和手的动脉。

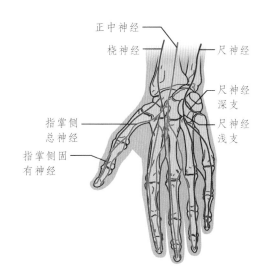

正中神经

桡神经

尺神经

尺神经
深支

尺神经
浅支

指掌侧
总神经

指掌侧固
有神经

图 6.8　腕部和手的神经。

触诊

在下面的内容中,我们将介绍 16 种骨结构、8 种软组织结构,以及 2 个神经血管结构的触诊技术。

解剖鼻烟窝

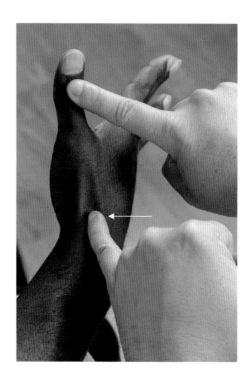

　　当触诊一个人的手腕和手上的很多结构时,鼻烟窝被用作参考点,因此,首先要解决这个问题。

体位

- 患者:坐位,前臂放在诊疗床或支撑物上,并处于一个中立状态。
- 医生:坐位,面向患者的一侧触诊。

指导

- 沿着第1指靠近前臂最远端和外侧的位置。
- 让患者伸展拇指,这样就会暴露解剖鼻烟窝。

桡骨茎突

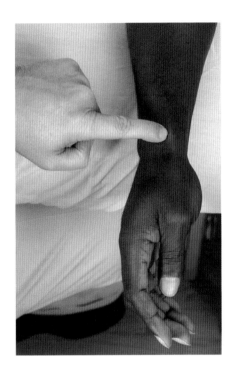

体位

- 患者:坐位,前臂放在诊疗床或支撑物上,并处于一个中立状态。
- 医生:坐位,面向患者的一侧触诊。

指导

- 识别鼻烟窝。
- 沿着桡骨远端外侧触诊,直到靠近解剖鼻烟窝的位置有骨突出。

尺骨茎突

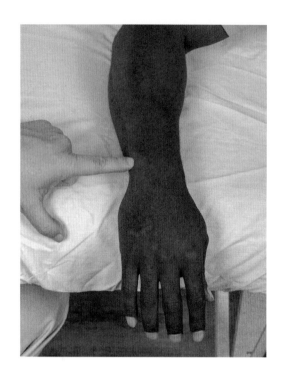

体位

- 患者:坐位,前臂放在诊疗床或支撑物上,并处于一个旋前状态。
- 医生:坐位,面向患者的一侧触诊。

指导

- 触诊桡骨茎突。
- 将手指移动到手腕的另一侧的骨突出处,以触诊尺骨茎突。
- 为了确认触诊,沿着第5个手指向前臂最远端和内侧移动,直到感到有巨大的骨突出。

李斯特结节(桡骨背结节)

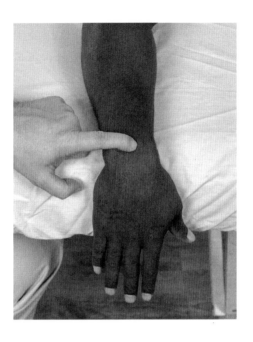

体位

- 患者:坐位,前臂放在诊疗床或支撑物上,并处于一个旋前状态,且手腕至少屈曲 45°。
- 医生:坐位,面向患者的一侧触诊。

指导

- 沿着桡骨远端的后侧触诊,直至拇长伸肌的肌腱。
- 在肌腱外侧直至骨性突出,将会在桡骨的后侧触摸到。

舟状骨

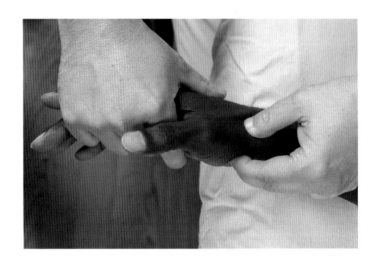

体位

- 患者：坐位，前臂放在诊疗床或支撑物上，并处于一个中立状态。
- 医生：坐位，面向患者的一侧触诊。

指导

- 识别鼻烟窝。
- 钳形抓握，从桡骨远端到鼻烟窝，直到触诊至鼻烟窝的第一个骨突起。
- 大拇指应该放在舟状骨的后方，而第 2 个和第 3 个手指在舟状骨的前方。
- 为了确认触诊舟状骨的位置，让患者轮流交替的桡偏和尺偏腕部，以便感受舟状骨的移动。

月骨

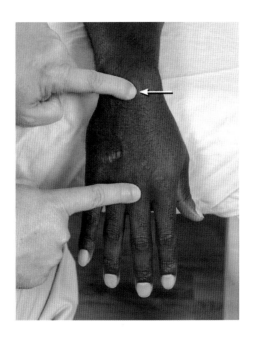

体位

- 患者：坐位，前臂放在诊疗床或支撑物上，并处于一个旋前状态。
- 医生：坐位，面向患者的一侧触诊。

指导

- 触诊舟状骨。
- 将手指向内侧移动到手腕的背侧触诊月骨，其就在桡骨的远端。
- 为了确认触诊，让患者交替屈曲并伸直手腕，这样就能感觉到月骨的移动，因为，在弯曲的时候，月骨会更加明显。

小贴士

第 3 掌骨、头状骨和月骨是手腕和手最稳固的一列结构。

豌豆骨

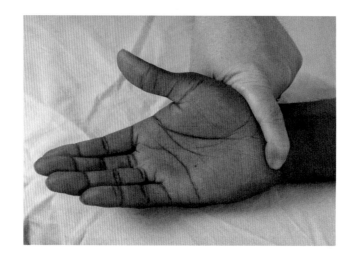

体位

- 患者：坐位，将前臂放在诊疗床上，掌心朝上并尺偏。
- 医生：面朝患者坐下进行触诊。

指导

- 沿着尺骨远端的前面进行触诊。
- 在手腕的远端，小鱼际隆起附近，你会感觉到有一个骨突出来。

三角骨

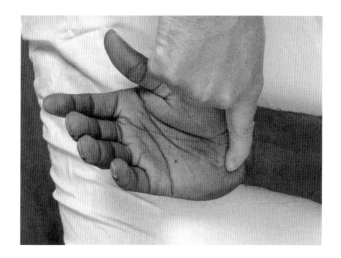

体位

- 患者:坐位,将前臂掌心朝上放在诊疗床。
- 医生:坐在患者旁边进行触诊。

指导

- 用你的第 2 个手指按着豌豆骨。
- 将你的手指慢慢向外侧移动,并向手掌施加压力。
- 你会感觉到有一骨头突出。

小贴士

豌豆骨位于三角骨的上部。首先触摸到豌豆骨,然后在豌豆骨上移动你的手指,便可确切地触摸到三角骨。

大多角骨

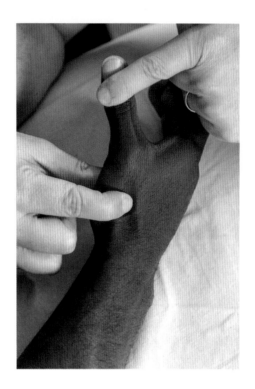

体位

- 患者:坐位,将前臂中立位地放在诊疗床上。
- 医生:坐在患者旁边进行触诊。

指导

- 触压舟状骨。
- 在鼻烟窝中向远端移动,以触摸到大多角骨。
- 通过移动稍远一点的距离来确认大多角骨的位置,可感觉到在大多角骨和第 1 掌骨之间的关节腔隙。

小多角骨

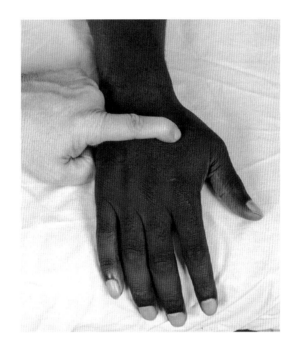

体位

- 患者：坐位，将前臂掌心朝下放在诊疗床。
- 医生：坐在患者旁边进行触诊。

指导

- 用第 2 个手指触压大多角骨。
- 往中间移动手指去触诊小多角骨。

头状骨

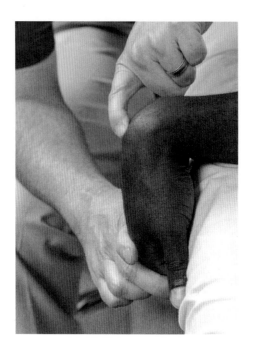

体位

- 患者:坐位,将前臂放在诊疗床上,并且手腕处于完全屈曲的状态。
- 医生:坐在患者旁边进行触诊。

指导

- 触诊到月状骨。
- 向远端移动手指直到感觉到有一个凹槽。
- 在凹槽中能够触压到头状骨。

钩状骨

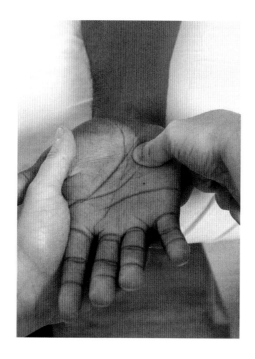

体位

- 患者:坐位,将前臂掌心朝上放在诊疗床或支撑物上。
- 医生:坐在患者旁边进行触诊。

指导

- 先触压豌豆骨。
- 然后移动手指到小鱼际隆起的旁边。
- 应该可以感觉到有一骨突出,这就是钩状骨上的钩。
- 把你的手指向后移动去触压钩状骨最内侧的部分。

第1到第5掌骨

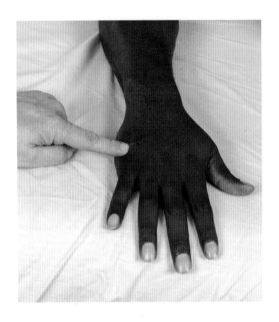

体位

- 患者:坐位,将前臂掌心朝下放在诊疗床上或支撑物上。
- 医生:坐在患者旁边进行触诊。

指导

- 触诊腕骨末端的位置。
- 移动你的手指到腕骨与各掌骨的关节连接处。

第1~5近节指骨

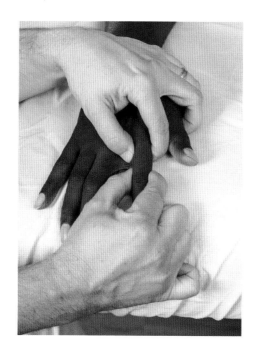

体位

- 患者:坐位,将前臂掌心朝下放在诊疗床或支撑物上。
- 医生:坐在患者旁边进行触诊。

指导

- 触诊掌骨,然后将你的手指移动到掌骨与各近节指骨的连接处。
- 你的4个手指环绕着近节指骨,沿着该骨的骨干向其远端触诊。

第 2~5 中间指骨

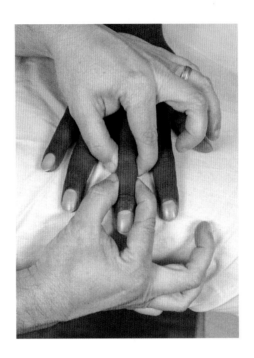

体位

- 患者:坐位,将前臂掌心朝下放在诊疗床或支撑物上。
- 医生:坐在患者旁边进行触诊。

指导

- 触诊近节指骨。
- 把你的手指移动到与近节指骨与各中间指骨相连的地方。
- 你的 4 个手指环绕着中间指骨,沿着该骨的骨干向其远端触诊。

第1~5 五远节指骨

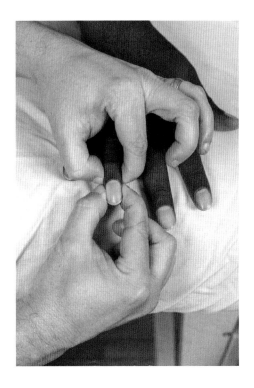

体位

- 患者:坐位,将前臂掌心朝下放在诊疗床或支撑物上。
- 医生:坐在患者旁边进行触诊。

指导

- 触诊中间指骨(邻近第 1 个手指)。
- 把你的手指移动到中间指骨与各自的远端指骨相连的地方。
- 你的 4 个手指环绕着远节指骨,沿着该骨的骨干向其远端触诊。

请参考第 5 章手臂前群和后群肌肉图表。

掌长肌

体位

- 患者：坐位，将前臂掌心朝上放在诊疗床或支撑物上
- 医生：坐在患者旁边进行触诊。

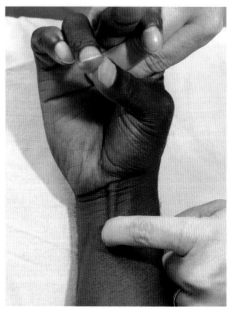

指导

- 其肌腱如果出现，便位于手腕的正中线。
- 患者为拇指对掌，这样拇指的掌侧便能与第 5 手指的掌侧相接触。
- 让患者稍微屈曲手腕来收缩肌腱（如第 1 幅图片）。

小贴士

有一部分人不是双侧手都有掌长肌，还有一些人连掌长肌都没有。在第 2 幅图中，注意其手上没有明显的掌长肌肌腱。这张图片的肌腱是桡侧腕屈肌的，实际上其肌腱比掌长肌更加不明显。

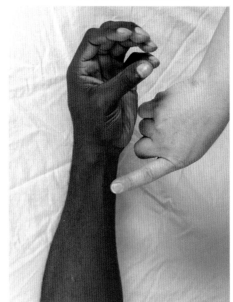

桡侧腕屈肌

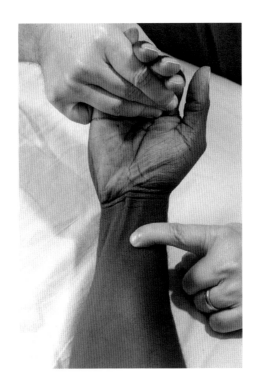

体位

- 患着：坐位，将前臂掌心朝上放在诊疗床或支撑物上。
- 医生：坐在患者旁边进行触诊。

指导

- 肌腱位于腕部正中线和掌长肌之间。
- 让患者手腕屈曲并偏向桡侧，使肌腱收缩，肌腱则更加突出。

尺侧腕屈肌

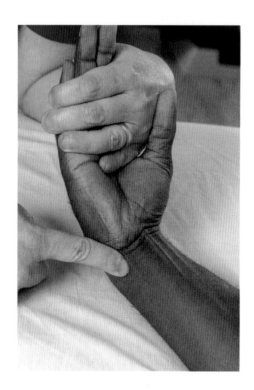

体位

- 患者:坐位,将前臂掌心朝上放在诊疗床或支撑物上。
- 医生:坐在患者旁边进行触诊。

指导

- 肌腱位于手腕的内侧,靠近豌豆骨。
- 让患者屈曲手腕和并且使手腕偏向尺侧来收缩肌腱。
- 为了确认触诊位置,你可能需要提供阻力,这样肌腱就会变得更突出,更容易触诊到。

指浅屈肌

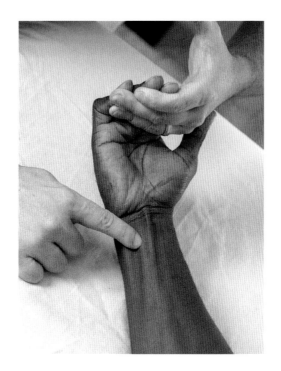

体位

- 患者:坐位,将前臂掌心朝上放在诊疗床或支撑物上。
- 医生:坐在患者旁边进行触诊。

指导

- 让患者屈曲近侧指间关节,使肌腱收缩。
- 你可能需要提供阻力,这样肌腱就会变得更突出,更容易触压到。

小贴士

指浅屈肌的肌腱位于前臂前群肌肉的第二层,在桡侧腕屈肌与掌长肌之间。

手内部的肌肉

肌肉	起点	止点	神经支配	作用
拇短展肌	舟状骨和大多角骨	第1近节指骨的外侧面	正中神经(C8-T1)	外展第1指
拇短屈肌	舟状骨和大多角骨	第1近节指骨的外侧面	正中神经(C8-T1)	屈第1指
拇对掌肌	舟状骨和大多角骨	第1掌骨	正中神经(C8-T1)	第1指(拇指对掌)
拇收肌	头状骨,钩状骨,第2、3掌骨	第1近节指骨的内侧面	尺神经(C8-T1)	第1指(拇指内收)
小指展肌	豌豆骨	第5近节指骨的内侧面	尺神经(C8-T1)	外展第5指
小指短屈肌	钩状骨的钩	第5近节指骨的内侧面	尺神经(C8-T1)	屈第5指
小指对掌肌	钩状骨的钩	第5掌骨	尺神经(C8-T1)	第5指对掌
蚓状肌(四)(不易触知)	指深屈肌的肌腱	第2~5指的指背腱膜	正中神经(第1、2蚓状肌)尺神经(第3、4蚓状肌)(C8-T1)	屈掌指关节和伸指间关节
骨间背侧肌(四)	掌骨	第2-4指的指背腱膜	尺神经(C8-T1)	外展手指
骨间掌侧肌(四)(不易触知)	第1、2、4、5掌骨	第1、2、4、5指的指背腱膜	尺神经(C8-T1)	内收手指

大鱼际肌

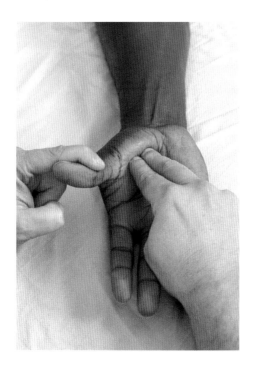

体位

- 患者：坐位，将前臂掌心朝上放在诊疗床或支撑物上。
- 医生：坐在患者旁边进行触诊。

指导

- 用第 1、第 2 指的指尖确认第 1 掌指关节。
- 慢慢移动你的手指，沿着拇指前部触诊，以识别出肌群。
- 为了确认触诊部位，让患者用拇指做各种动作(外展、屈曲、对掌)来收缩鱼际肌。

拇收肌

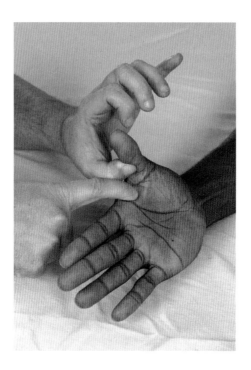

体位

- 患者:坐位,将前臂掌心朝上放在诊疗床或支撑物上。
- 医生:坐在患者旁边,并且面朝患者进行触诊。

指导

- 确认第 1 掌指关节。
- 慢慢移动你的手指到第 1 指与第 2 指之间的网状空隙。
- 为确认触诊部位,让患者外展拇指来收缩该肌肉。

小鱼际肌

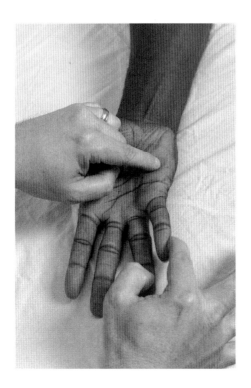

体位

- 患者:坐位,将前臂掌心朝上放在诊疗床或支撑物上。
- 医生:坐在患者旁边,进行触诊。

指导

- 先触诊豌豆骨。
- 然后,用你的第 2 指的指尖,沿着第 5 指的前外侧,向远端移动手指去触诊。
- 为了确认触诊部位,让患者用第 5 指做各种动作(外展、弯曲、对掌)来收缩小鱼际肌。

骨间背侧肌

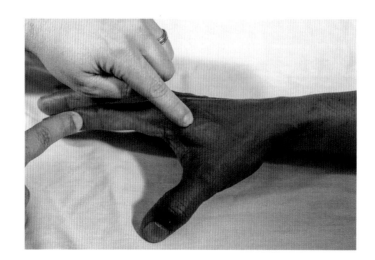

体位

- 患者:坐位,将前臂掌心朝下放在诊疗床或支撑物上。
- 医生:坐在患者旁边进行触诊。

指导

- 触诊第 1 掌指关节。
- 然后移动你的手指慢慢进入第 1 指与第 2 指之间后面的网状空隙。
- 为了确认触诊部位,让患者外展第 2 指来收缩第 1 骨间背侧肌。

桡动脉

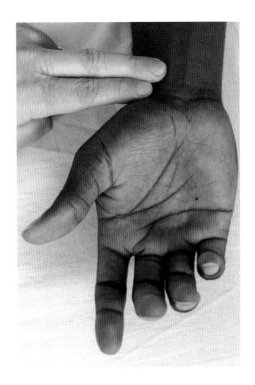

体位

- 患者:坐位,将前臂掌心朝上放在诊疗床或支撑物上。
- 医生:坐在患者旁边进行触诊。

指导

- 触诊桡侧腕屈肌。
- 触摸到桡骨茎突。
- 用第 2 指与第 3 指的指尖去触诊桡侧腕屈肌与桡骨茎突之间的位置。
- 用柔和的压力评估桡动脉的脉冲。

尺动脉

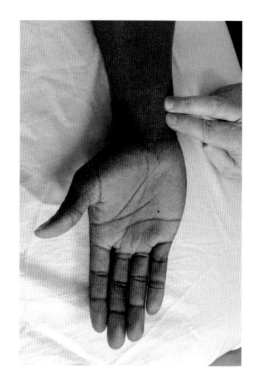

体位

- 患者:坐位,将前臂放在诊疗床上支撑着或者处于仰卧位。
- 医生:坐在患者旁边进行触诊。

指导

- 触诊尺侧腕屈肌。
- 用第 2 指和第 3 指的指尖触诊尺侧腕屈肌的外侧。
- 用柔和的压力评估尺动脉的脉冲。

病例分析

病史

一位母亲带着 12 岁的女儿就诊,因为女儿抱怨左手腕疼痛。母亲说,女儿 1 周前在滑冰时摔倒了,并且当天已经去过急诊室,医生给拍了 X 线片后,诊断手腕没有骨折,只是扭伤了,最后医生给她女儿戴上了夹板。但母亲还是很担心,因为女儿仍然抱怨手腕的桡侧还有明显的疼痛,并且很难完成日常活动

- 只根据上面的信息,3 种最有可能的诊断是什么?

检查

既往病史	哮喘
药物	沙丁胺醇是必需品
观察	手腕的后外侧有水肿和瘀斑
	患者目前仍戴着夹板
	夹板移除之后,患者不愿意去活动她的手腕
主动关节活动度	由于疼痛,手腕的屈曲和伸直限制在 0°~20°
	旋内和旋外在正常范围内
	桡偏和尺偏为 0°~10°,就有剧烈的疼痛
被动关节活动度	与主动关节活动范围相同
衔手肌力试验	因为受伤和剧烈的疼痛而无法评估
特殊试验	三角纤维软骨复合体负荷试验阴性、钢琴键试验阴性
其他	正中神经、桡神经、尺神经的感觉完好
	尺动脉、桡动脉的脉冲为 2+

- 基于主观和客观的信息,两种最有可能的诊断是什么?给出你排除第三手中诊断的理由。
- 基于不同的诊断结果,你应该触诊患者的哪些结构
- 考虑到目前所有的信息,你希望在触诊这些结构时会发现什么?

病例的解决方案和讨论

根据病史的可能诊断

- 桡骨下端骨折。
- 舟状骨骨折。
- 三角纤维软骨复合体撕裂。

根据病史和检查的可能诊断

- 桡骨下端骨折。
- 舟状骨骨折。

三角纤维软骨复合体(TFCC)撕裂:通过三角纤维软骨复合试验以及钢琴按键试验可以排除该诊断因素。另外,在腕部的 X 线片结果中,个人的疼痛报告与 TFCC 撕裂相关的疼痛模式是不一致的。

待触诊的结构

- 舟状骨。
- 大多角骨。
- 桡骨远端。
- 尺骨远端。

触诊结果

- 在触诊鼻烟窝时,有剧烈的压痛。

临床推理

- 桡骨下端骨折:患者的受伤方式,疼痛报告,手腕的瘀伤和肿胀,除了她手腕活动时范围受限程度以及活动时的疼痛程度外,都与桡骨下端骨折症状相一致。但是,这骨折在受伤之后马上可以通过 X 线片发现。此外,患者的腕旋内和旋外的活动都在正常范围内,如果出现了桡骨下端骨折,应该会受到限制。

- 舟状骨骨折:患者的受伤方式和疼痛报告都与舟状骨骨折的症状一致,在 X 线片中通常不会马上发现舟状骨骨折。还有其他的成像研究可以更可靠地检测出这种类型的骨折,特别是骨骼扫描、计算机断层扫描和磁共振成像。在临床上,触压鼻烟壶有剧烈的压痛,这是舟状骨骨折的潜在危险信号。腕关节活动时,发生疼痛和活动范围受限以及手腕的瘀伤和肿胀都预示着舟状骨骨折。

对于这种诊断情况,在进行任何治疗之前,必须让患者去做进一步的影像诊断来得到更准确的结果。

第 **7** 章

颈椎和胸椎

颈椎、胸椎和胸腔构成了一个复杂的包含许多骨骼、软组织和关节的系统。颈部疼痛在社会中是一种普遍现象,大约有 20% 的人在某一时刻经历过颈部疼痛(Croft 等,2001)。最近有证据强调了颈椎、胸椎和上腹之间区域相互依赖的重要性(Bialosky,Bishop & George,2008;Wainner,Whitman,Cleland & Flynn,2007)。任何这些关节的功能都可以很容易地影响到该区域内任何其他关节的功能。在研究这些关节功能和整个临床检查和治疗过程中,注意这些关系是很重要的。

颈椎、胸椎、胸腔的功能

颈椎是脊柱中最具移动性的区域,具有许多重要的功能。一个是支持头部,另一个功能是保护脊髓。颈椎依赖于肌肉和韧带来提供节段稳定性,这是为了保护脊髓免受严重伤害(Moore,Agur & Dalley,2011;Neumann,2010)。然而,颈椎的骨性结构保护着重要的椎动脉,因为它向上延伸到脑干。颈椎作为本体感觉系统的一部分,除了帮助保持平衡外,还有一个更复杂的功能,那就是保持眼睛与地平线水平(Beer,Treleaven & Jull,2012)。

与高度活动的颈椎不同,胸椎主要允许在额状面上运动。它的功能是保持一个直立的姿势,这是通过关节突关节的方向,以及它与胸腔的关节所完成的。胸椎的功能主要是作为一个稳定的基础,在此基础上胸廓可以移动。尽管胸骨和肋骨之间有很强的骨性连结,但这个解剖区域的运动确实发生了,而且还非常重要。在吸气和呼气的过程中,胸廓可以调节膈肌和肺的变化。任何对胸椎、胸腔或胸骨的创伤可能对患者来说都是非常痛苦的,并且可能会干扰正常的呼吸模式(Moore 等,2011;Neumann,2010)。

骨解剖学

颈椎由 7 节椎骨组成,分为上颈椎(c0–c2)和下颈椎(c3–c6)。寰椎和枢椎(图7.1)是最起始的两个颈椎,它们被认为是"不典型"的,而 C3 到 C6 被称为"典型"的颈

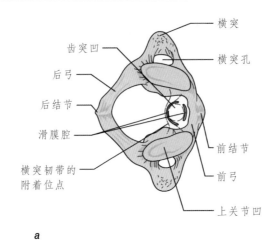

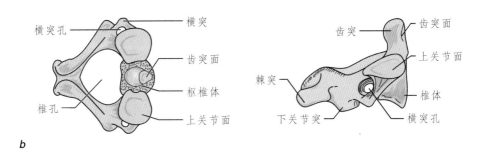

图7.1　(a)寰椎的上面观。(b)枢椎的上面观和侧面观。

椎(Moore 等,2011)。枢椎有一个很大的凸起,叫齿突,它与寰椎齿突凹相关节。颅骨、寰椎构成寰枕关节(AO)以及寰椎和枢椎构成寰枢关节(AA)。这些关节提供运动,使上颈椎可以移动到不同位置。

第3~6颈椎有棘突和横突,并且棘突上有小的分叉(图7.2)。此外,它还有横突孔,椎动脉通过横突孔到达脑干(Moore 等,2011)。最重要的是颈椎关节突关节的方向,允许椎体在 3 个基本平面上的运动(Neumann,2010)。

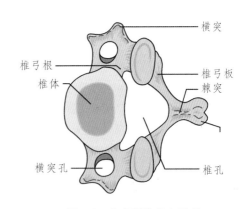

图7.2　典型颈椎的上面观。

对于颈椎和胸椎,第 7 节颈椎是一种具有颈椎和胸椎特征的过渡性脊椎。胸椎有心形的椎体,其棘突和横突更大(图7.3)。在胸椎中,棘突斜向后下方,使人们在触诊棘突和横突过程中有一定的争议。胸椎的特征是有肋凹。这些凹面允许肋骨与每一节椎骨的横突(肋横突关节)和椎体(肋椎关节)相关节。这些关节的功能就像身体里其

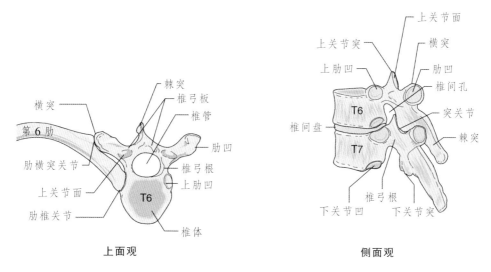

图 7.3　典型胸椎。

他的滑膜关节一样,可能是疼痛或退行性变的来源,或者两者都有。在这个区域中特别重要的是肋骨角,它是在横突的外侧发现的。有时,肋骨角触诊起来会非常柔软,这就表明胸椎或胸腔(或两者皆有)出现了一些功能失调(Moore 年,2011;Neumann,2010)。

软组织解剖学

在颈椎、胸椎和胸腔周围的许多肌肉都能提供动态稳定性。这些肌肉可以分为用来增加节段的稳定性局部稳定肌群,以及用来产生蠕动的整体原动肌群(Kelly 等,2012)。虽然对这些肌肉进行更深入的讨论会超出了本书的范围,但这里有必要对穿过颈椎、胸椎和胸腔中不同层次的肌肉进行简短的回顾。

斜方肌、肩胛提肌、背阔肌和菱形肌之前都已经讨论过了(见第 3 章)。在斜方肌的深面、颈部的后下方从浅到深有以下的肌肉:头夹肌和颈夹肌,头、颈半棘肌,头、颈最长肌和枕骨下的肌肉(图 7.4)。虽然这些肌肉中的有一些不能被单独触摸到,但了解它们作为一个整体的功能可以帮助进行表面的触诊。这些肌肉共同作用于上、下颈椎伸展、侧弯和旋转(Moore 等,2011)。

附着在上颈椎的肌肉有上斜肌、下斜肌、头后大直肌、头后小直肌,它们统称为枕骨肌(图 7.5)。这些肌肉的作用是在上颈椎处使头部和颈部产生运动(Moore 等,2011)。通常这些肌肉会因头部长时间向前的姿势而缩短,并且这可能是慢性疼痛和伤残的来源(Diab,2012;Diab & Moustafa,2011)。

在颈椎的前侧是另外两个重要的肌肉控制着颅颈区,它们是头长肌和颈长肌(图7.6)。

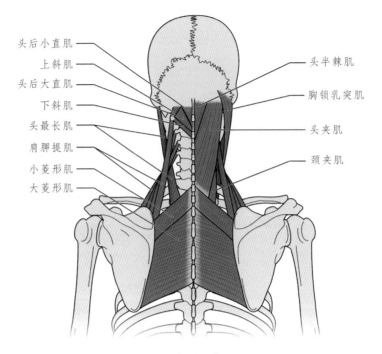

图 7.4　后颈椎的肌肉。

头后小直肌
上斜肌
头后大直肌
下斜肌
头最长肌
肩胛提肌
小菱形肌
大菱形肌

头半棘肌
胸锁乳突肌
头夹肌
颈夹肌

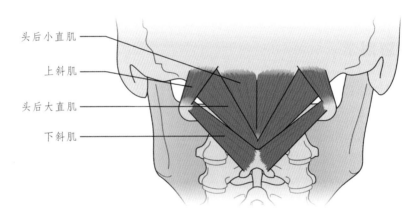

头后小直肌
上斜肌
头后大直肌
下斜肌

图 7.5　枕骨下肌肉。

　　头长肌和颈长肌的功能是通过收缩使颅颈区产生弯曲来抵消枕骨下肌肉的作用(Moore 等,2011)。如果这些肌肉的耐力变差,就会使颈椎受到损伤(Ulbrich 等,2012)。

　　在颈部的前外侧是胸锁乳突肌(SCM)(图 7.7)。这块肌肉是一个重要的分界线,它将颈前三角和颈后三角分开。颈前三角在颈中线的前面、SCM 的后面和下颌骨的上方。

　　这个三角区域被肩胛舌骨肌和二腹肌进一步细分为颈动脉、下颌下腺、颏下动脉和三角肌。舌骨和舌骨肌位于颈前三角(Moore 等,2011)。颈后三角前面是 SCM,后面

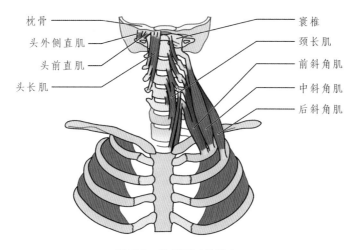

图 7.6　前颅颈区的肌肉。

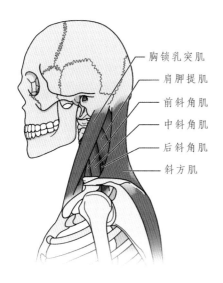

图 7.7　后颈三角的肌肉。

是斜方肌,下面是锁骨。这个三角形被肩胛舌骨肌的下腹进一步细分为枕三角和肩三角。颈后三角有 5 块肌肉:前、中、后斜角肌,肩胛提肌和头夹肌(Moore 等,2011)。斜角肌有助于呼吸作用,被称为颈椎侧面的稳定剂。在后斜角肌的后面是肩胛提肌(见第 3 章),然后是夹肌(Moore 等,2011)。

在临床上,胸椎的肌肉被统称为竖脊肌(胸脊旁肌)。竖脊肌由三部分组成:髂肋肌、最长肌和棘肌(图 7.8)。当竖脊肌双侧收缩时,会后伸脊柱;当它们单侧收缩时,会使脊柱向同侧侧屈(Moore 等,2011)。

另外,也有一些韧带附着在颈椎上,增加该区域的稳定性,这些韧带包括后纵韧带(顶盖膜)、翼状韧带,以及寰椎的横韧带(图 7.9)。后纵韧带是一条阔韧带,从骶骨延伸到枕骨,并且位于椎体的后面。在颈椎处,这个韧带可跨越,变宽,随后移行为顶盖膜。它的作用是防止颈椎过度弯曲(Moore 等,2011;Neumann,2010)。翼状韧带则是从 C2 椎骨到枕骨。

这些韧带的功能主要是防止颈椎过度旋转,同时也限制了所有运动发挥到极致(Moore 等,2011;Neumann,2010)。寰椎的横韧带是一条很粗的韧带,它穿过寰椎,稳定了 C2 的齿突与寰椎的前弓。其主要是防止 C2 的齿突刺向脊髓(Moore 等,2011;Neumann,2010)。

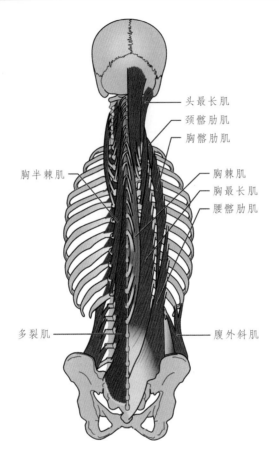

头最长肌
颈髂肋肌
胸髂肋肌

胸半棘肌

胸棘肌
胸最长肌
腰髂肋肌

多裂肌

腹外斜肌

图 7.8　竖脊肌。

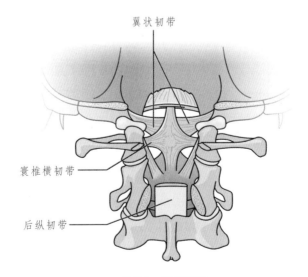

翼状韧带

寰椎横韧带

后纵韧带

图 7.9　颈椎韧带。

神经血管解剖学

在对颈椎病变患者的检查和治疗过程中，应注意颈前外侧区域的重要神经和血管结构。正如在第 2 章中所提到的，颈总动脉穿过颈前三角，这是你触诊颈动脉脉搏的地方（Moore 等，2011）。与肱动脉一样，应该仔细地去做，以免堵塞动脉。

脊椎上的动脉和颈动脉的分支上升到颈部时，它们为颈椎提供血液。椎动脉在颈椎横突孔中上升，最终帮助形成脑底动脉环（图 7.10）。这条动脉位于由下斜肌和上斜肌形成的枕下三角中。

虽然这条动脉不能在体表触摸到，但重要的是要留心它所经过的路径，当把颈椎置于旋转和伸展的能承受的最大限度时，其可能会堵塞血管，从而阻断对大脑的血液供应（Moore 等，2011）。我们认为，在检查和进行治疗技术时，要避免颈椎伸展和旋转到其能承受的最大限度。同平常一样，在整个过程中，与你的患者保持良好的沟通，以监测所有神经血管的迹象。

在 SCM 的前面是颈动脉鞘，鞘内包含颈总动脉、颈内静脉和迷走神经。在进行该区域软组织的放松或触诊时，必须注意不要刺激迷走神经，因为这可能会使心率变慢，并可能导致患者失去意识（Moore 等，2011）。

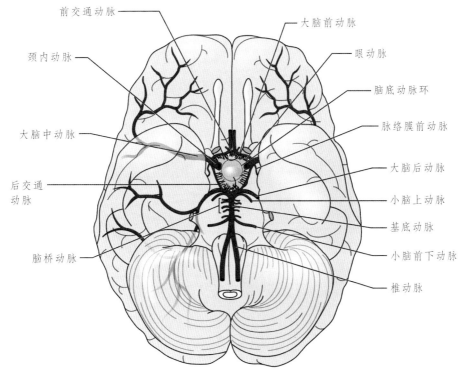

图 7.10 脑底动脉环。

在 SCM 的后面以及前和中斜角肌之间,是臂丛的主干(Moore 等,2011)。在这一区域,不停地进行软组织活动可能会引起神经上的症状,这些症状会出现到身体同侧的上肢。在检查和治疗过程中,与你的患者保持持续的沟通是很重要的,以便确定是否有这些症状出现。出现这些症状需要立即改变当前这种特殊的检查或治疗技术。

在颈椎处,有 8 根颈神经,但只有 7 个颈椎。这种情况是因为第 1 根颈神经在 C1 上方,其余的颈神经在相应的椎骨下面(图 7.11),类似于第 12 根胸神经和腰骶神经的情况。

脊髓从延髓开始,然后,在 L1 到 L2 间的空隙中运行,到该位置时,它被称为马尾,是一条脊神经根,看起来像马的尾巴(Moore 等,2011)。在颈区,C5 到 T1 之间的神经根逐渐增大,这有助于形成臂神经丛。每个脊神经都有一个前根和一个后根。脊神经的前根包含运动(传出)纤维,其能使骨骼肌神经紧张,而后根则包含来自皮肤和其他皮下组织的感觉(传入)纤维。当前神经根和后神经根离开椎间孔后就联合形成了一根脊神经(Moore 等,2011)。

触诊

在下面的内容中,我们会介绍 7 个骨性结构和 7 个软组织结构的触诊技术。

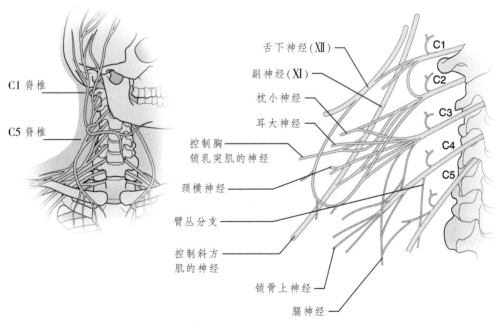

图 7.11　由 C1 到 C5 的神经根构成的颈丛。

C2 的棘突

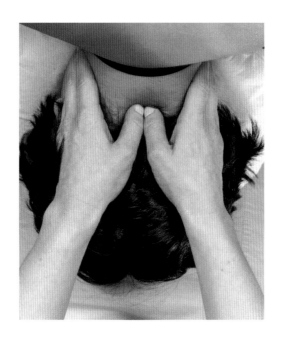

体位

- 患者：俯卧位，上颈椎有轻微的弯曲。
- 医生：站位，或坐在诊疗床上。

指导

- 触摸到枕外隆凸，头后部有一大的骨突出(见第 2 章)。
- 用双手的第 1 个手指触压在脊柱的正中线，沿着枕骨组织向下移动。
- 继续向下移动，直到在中线触摸到一个大的凸起，这就是 C2 的棘突。

小贴士

这是一种重要的触诊，因为 C2 的棘突常被用来作为触诊其他颈椎棘突的解剖标志。

C3 到 C7 的棘突

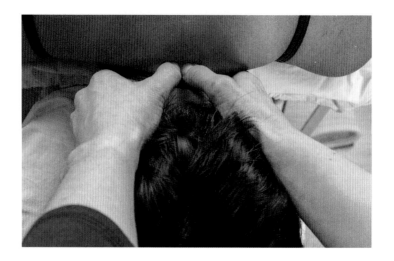

体位

- 患者:俯卧位,下颈椎有轻微的弯曲。
- 医生:站位,或坐在诊疗床上。

指导

- 用双手的第 1 个手指来触诊 C2 的棘突。
- 将你的拇指放在正中线,慢慢地向下触压 C3、C4、C5、C6 和 C7 的棘突。
- 为了验证 C6 棘突的触压位置,患者可以弯曲并伸展颈部;C6 的棘突会随着颈部弯曲更加突出。

小贴士

- 如果是俯卧位则对颈椎运动的评估就很困难,也可以在患者的坐姿下进行评估。
- 颈椎的旋转除了可用于弯曲和伸展,还可以用来验证 C6 和 C7 棘突的触诊位点。颈椎的旋转将使 C6 和 C7 的棘突旋转幅度比 T1 棘突旋转幅度更大。

C1 的横突

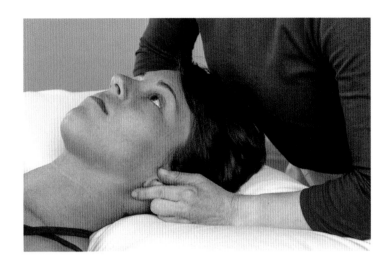

体位

- 患者：仰卧位，使颈椎处于正中状态。
- 医生：站位，或坐在诊疗床上。

指导

- 用双手的第 2 个手指触摸乳突（每个耳垂后面的骨突出；见第 2 章）。
- 2 个示指的指尖稍微向后移动，确保你的手指是压着 SCM 的后面。
- 把你的双肩外展 45°，使你的第 2 个手指的方面能直接朝向 C1 的横突。
- 在内侧方向上稳固且轻柔施加力量来触诊两侧 C1 横突。
- 为了确认触诊位点，让患者从一侧轻轻地旋转头部到另一侧。

小贴士

C1 的横突是最大的，也是在练习中最容易触摸到的。它们是触诊其他横突的重要标志，也是人工治疗技术应用的骨骼标志。

C2 到 C7 的横突

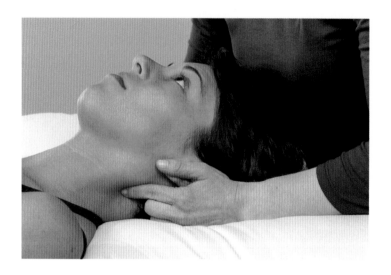

体位

- 患者:仰卧位,使颈椎处于正中状态。
- 医生:站位,或坐在诊疗床上。

指导

- 用双手的第 2 个手指的指尖来触诊两侧 C1 的横突。
- 在保持稳定的压力的同时,开始将你的手指向下移到大约一个手指的宽度来触诊 C2 的横突。
- 继续将你的手指向下移动,以评估和触诊其他的横突。

临床拾遗

　　这些结构在检查颈椎或胸椎疼痛的患者时是极其重要的。对这些解剖标志的精确定位是关节移动评估的必要条件。在棘突和横突的触诊过程中,你可以评估相邻触诊位点的距离和患者是否会感到疼痛

T1 到 T12 的棘突

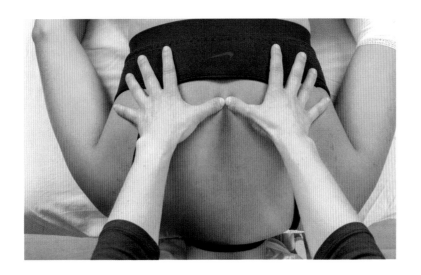

体位

- 患者:俯卧位,在腹部垫一个枕头。
- 医生:站在患者的一边或坐在诊疗床上。

指导

- 触压 C7 的棘突。
- 将第 3 个手指(靠近患者头部的手)放在 C7 的棘突,以及将第 2 个手指放在 C7 和 T1 之间的位置。
- 现在把你的第 2 个手指放在 T1 的棘突上, 以及将你的中指放在 T1 和 T2 之间的位置。
- 继续以上步骤,直到所有胸椎的棘突都被触摸到。
- 将 1 个或 2 个拇指放在明确的棘突中完成触诊。

小贴士

根据治疗师手的大小以及胸椎棘突的大小,可能需要用 2 个手指(或者拇指)去触诊棘突。

T1 到 T12 的横突

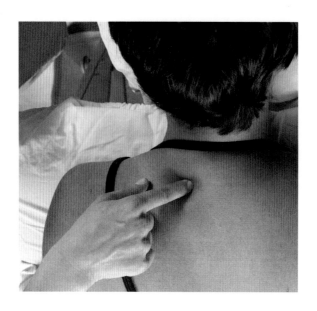

体位

- 患者：俯卧位，在腹部垫一个枕头。
- 医生：站在患者旁边。

指导

- 触摸 T1 的棘突。
- 将你的手指移动大约 1 英寸(2.54 厘米)，以确定胸椎的横突。
- 当你沿着脊柱向下移动手指时，继续做以上的步骤，直到所有胸椎的横突都被触摸到。

小贴士

对某一特定高度的脊椎横突的识别可能有些困难，因为横突与胸椎的棘突不一样，要触诊特定的横突，请遵循以下步骤：

- 用一只手的第 1 个手指(拇指)去触诊棘突。
- 将另一只手的拇指放在距离被触诊棘突外侧 1 英寸(2.54 厘米)处。
- 用向前后挪动的力量去推横突，直到感觉横突在你的拇指下。
- 在其他高度的脊椎也重复以上步骤，直到手指能感觉被触诊到的棘突的运动。

胸椎的肋骨角

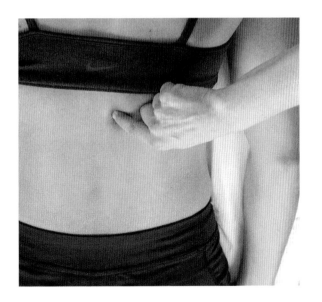

体位

- 患者:俯卧位,在腹部垫一个枕头。
- 医生:站在患者旁边。

指导

方法 1

- 触诊相应部位的横突。
- 把你的手指往外侧移动一个手指一半的宽度。
- 用前后挪动的方式施加稳定的压力。
- 在你手指下,应该能触诊到一个骨性突起。

方法 2

- 触诊相应肋骨的轴。
- 继续沿着肋骨的轴向中间方向移动,直到感觉有骨性突出,距离棘突大约是 1.25 英寸(约为 3 厘米)。

颈椎和胸椎的肌肉

肌肉	起点	止点	神经支配	作用
胸锁乳突肌	胸骨头：胸骨柄 锁骨头：锁骨内侧	乳突和上项线	附脊神经(第6脑神经)	双向功能：上颈椎(头)伸展，下颈椎(颈)弯曲 单向功能：身体的同侧弯曲，身体对侧旋转
前斜角肌	C3到C6的横突	第1肋	C3到C6的腹侧支	双向功能：颈部弯曲 单向功能：身体的同侧弯曲，身体对侧旋转 辅助呼吸
中斜角肌	C2到C7的横突	第1肋	C3到C8的腹侧支	双向功能：颈部弯曲 单向功能：身体的同侧弯曲，身体对侧旋转 辅助呼吸
后斜角肌	C5到C7的横突	第2肋	C6到C8的腹侧支	双向功能：颈部弯曲 单向功能：身体的同侧弯曲，身体对侧旋转 辅助呼吸
头夹肌	C3到T4的横突	乳突的上项线	C3到C5的背侧支	双向功能：头和颈部的伸展 单向功能：身体的同侧弯曲和头和颈部的旋转
头半棘肌	C4到T6的横突	上项线和下项线之间的枕骨	枕大神经	伸展头部
上斜肌	C1的横突	枕骨部	枕下神经	伸展头部
下斜肌	C2的棘突	C1的横突	枕下神经	双向功能：头部伸展 单向功能：同侧旋转
头后大直肌	C2的棘突	下项线	枕下神经	伸展头部
头后小直肌	C1的横突	下项线	枕下神经	伸展头部
长头肌	C3到C5横突	枕骨部	C3到C6的神经根	头前屈位
颈长肌	C5到T3的横突	寰椎(C1)	C3到C6的神经根	头和颈部的屈曲
胸髂肋肌和腰髂肋肌	髂嵴	肋骨	脊神经后支	双向功能：脊柱的伸展 单向功能：脊柱的同侧弯曲
胸最长肌	下肋骨	上肋骨	脊神经后支	双向功能：脊柱的伸展 单向功能：脊柱的同侧弯曲
胸棘肌	下棘突的两侧	上棘突的两侧	脊神经后支	双向功能：脊柱的伸展 单向功能：脊柱的同侧弯曲

胸锁乳突肌

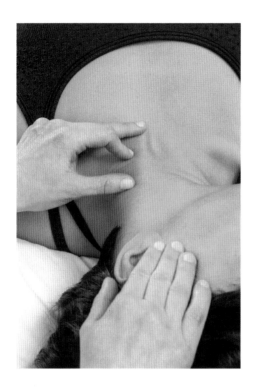

体位

- 患者:仰卧并在膝盖下放一个枕头,或者坐在椅子上。
- 医生:坐在诊疗床的一头,或者站在患者的一侧。

指导

- 触诊胸锁关节。
- 将你的手指移动到胸锁关节的上面。
- 沿着肌肉的起始处到深处的肌肉,触诊远侧的两头。
- 为了触诊准确,可让患者的头部和颈部进行相应的旋转。

小贴士

- 在某种程度上,患者从诊疗床上抬起头时,可能会有疼痛感。
- 在此情况下,通过让患者只旋转颈椎来触诊胸锁乳突肌。

斜角肌

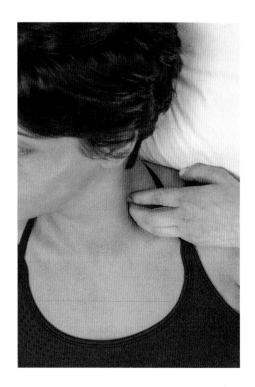

体位

- 患者:仰卧并在膝盖下放一个枕头,或者坐在椅子上。
- 医生:坐在诊疗床的一头,或者站在患者的一侧。

指导

- 触诊胸锁乳突肌。
- 将你的手指移动到胸锁乳突肌后。
- 为了触诊准确,可让患者头部和颈部侧弯,并且旋转着移动被触诊的一边。
- 通过移动你的手指从前斜角肌到后斜角肌来验证前、中、后斜角肌。

小贴士

为了进一步准确触诊斜角肌,可让患者用鼻子快速呼吸,会感觉到手指下的斜角肌在收缩。

头夹肌

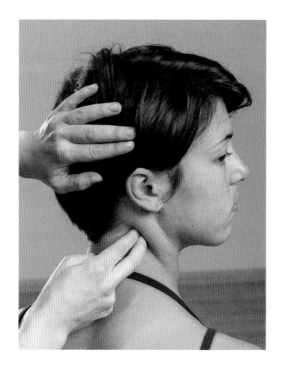

体位

- 患者：坐位。
- 医生：站在患者前面或者侧面。

指导

- 正好在枕骨下方、胸锁乳突肌的后面插入触诊。
- 为了让这块肌肉更容易触诊，让患者向着触诊的一边旋转头部和颈部，达到抑制斜方肌上部的作用。
- 为了触诊准确，同时阻止头颈部伸展。

头半棘肌

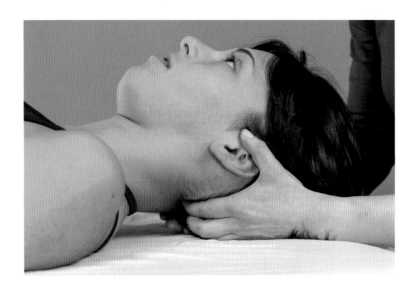

体位

- 患者:仰卧位,并在膝盖下放 1 个枕头。
- 医生:坐在诊疗床一头。

指导

- 触诊枕外隆凸。
- 移动你的手指低于枕骨和外侧的棘突。
- 让患者身体同侧旋转头部和颈部。
- 为了触诊准确,要触诊至斜方肌深部,让患者伸展头颈部从而使你的手指深入其中。

小贴士

- 让患者把手放在背部,旋转肩胛骨,从而抑制斜方肌。
- 让患者旋转头部到同一侧,从而进一步抑制斜方肌。

枕下肌

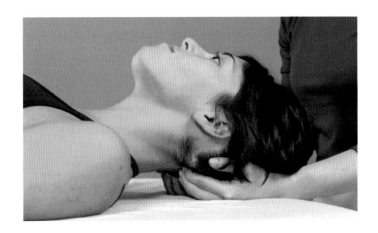

体位

- 患者:仰卧位,并在膝盖下放一个枕头。
- 医生:坐在诊疗床的一头。

指导

- 触诊枕外隆凸。
- 触诊 C2 棘突。
- 把手指放在枕外隆凸和 C2 之间。
- 试图沿着起始处和深部的纤维来确认每一块肌肉。
  - 上斜肌:C1 横突到枕骨。
  - 下斜肌:C2 棘突到 C1 横突。
  - 头后大直肌:C1 棘突到枕骨。
  - 头后小直肌:C1 横突到枕骨。
- 为了对上斜肌、头后大直肌和头后小直肌的触诊准确,让患者进行上颈椎伸展。
- 为了对下斜肌的触诊准确,让患者旋转同侧上颈椎。

临床拾遗

　　枕下肌会因为长期头向前倾的姿势造成慢性变短状态。这些肌肉可能会出现痉挛和相关的触发点,这可能会引起头痛和口腔面部疼痛。除了这些症状,过度兴奋的神经根经过这些肌肉可能会造成平衡和本体感觉障碍(Beer 等,2012;Diab,2012;Diab & Moustafa。2011;Kelly 等.,2012)。

头长肌和颈长肌

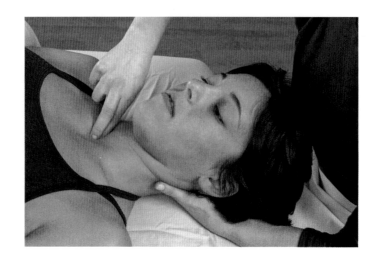

体位

- 患者:仰卧位,并在膝盖下放一个枕头。
- 医生:坐在诊疗床的一头。

指导

- 触诊胸锁乳突肌。
- 用2或3个手指指尖,向前滑动,直到肌腹的下缘。
- 用你的手指,横向拉住胸锁乳突肌。
- 开始向着横突在前后方向施加轻柔但是要固定的压力。
- 为了对这些肌肉的触诊准确,让患者上颈椎屈曲(下颌收拢)。

小贴士

在触诊期间,你可能会感觉到脉搏的跳动。这是颈总动脉,不应该直接在这个结构上进行更深的触诊。轻轻地向前或者向后移动你的手指到头长肌和颈长肌。

这些肌肉与枕下肌是相互拮抗的,长期头向前倾的姿势会使之变长。对这些肌肉的运动再训练,对慢性颈部疼痛的患者和那些急性颈部扭伤相关病症的患者都有好处(Beer 等, 2012;Diab,2012;Diab & Moustafa, 2011;Kelly 等,2012)。

竖脊肌

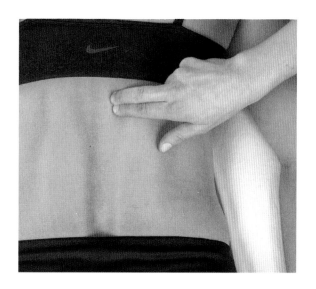

体位

- 患者:俯卧位。
- 医生:站在患者需要触诊的一边。

指导

- 把手指横向放在脊柱中间。
- 在前后方向施加压力。
- 为了触诊准确,让患者轻轻地伸展脊柱。

小贴士

根据你触诊的脊柱范围,患者伸展脊柱来确认触诊的程度会不同。当你在处理颈椎和上胸椎的时候,将患者的头从诊疗床上抬起来就够了。如果你在处理胸椎中部,肩膀可能还有胸部都需要从诊疗床上抬起来。对于较低的胸椎和腰椎,需要更多的脊柱伸展,胸部可能需要抬起得离诊疗床更远。

病例分析

病史

一位 45 岁的女性来到诊所,主诉右边颈椎疼痛一直延伸到右手臂。患者说,这些症状开始于大约 2 个月前,当时其正在工作。在过去的 1 个月里,症状有所增加,已从她的右手臂深入到拇指。

她陈述,这种症状在结束工作于手机和电脑前的一天的时候更严重,热水浴后,症状也几乎没有减轻一点。患者认为,这个问题会自行好转,但事实并非如此,因而正在寻求帮助。她结婚了,并且有了两个孩子,一个 6 岁,一个 8 岁。她做行政助理(兼职),惯用右手。患者每天遛狗(18 千克)两次,每周上 2 次纺纱课、打 1 次网球。

- 仅根据这些信息,最有可能的 3 种诊断是什么?

检查

既往病史	无特殊疾病
药物	否认服用任何药物、维他命或补品
观察	无急性疼痛,无瘀伤,无明显畸形
	轻度左侧颈椎侧弯
主动关节活动度	在正常范围内,除了右侧弯曲 0°~10°
被动关节活动度	与主动关节活动度一样
徒手肌力试验	右上肢 4/5
特殊试验	斯普林测试(Spurling's test)阳性
	下睑牵拉试验阳性
	象限测试阳性——张力、右侧弯和旋转
	上肢正中神经张力试验阳性
	颈椎侧弯旋转试验阴性
	鲁斯试验(Roos' test)阴性
其他	肱二头肌和肱三头肌的反射降低
	手指 1,2 前部的轻触感减弱
	颈椎左右侧滑受限
	第 1 肋骨抬高活动受限

- 根据主观和客观信息,最有可能的 2 种诊断是什么?给出你排除第 3 种诊断的理由。
- 鉴于你的鉴别诊断,你应该触诊这个患者的哪些结构?
- 根据多个提供的所有信息,你期望在触诊这些结构上时会发现什么?

病例解决方案和讨论

根据病史的可能诊断

- 颈神经根病。
- 机械颈部疼痛。
- 胸廓出口综合征。

根据病史和检查的可能诊断

- 颈神经根病。
- 机械颈部疼痛。

机械颈部疼痛：斯普林试验阳性，下睑牵拉试验阳性，象限试验阳性，上肢正中神经张力试验阳性，肱二头肌、肱三头肌反射降低和指 1 和 2 感觉减退（C6–C7 皮支分布），这些均提示神经受损。因此，根据定义，可以排除这种纯粹的机械性疼痛诊断。

待触诊结构

- 桡动脉脉搏。
- 第 1 肋。
- C1 到 C7 的棘突和横突。
- 上斜方肌。
- 肩胛提肌。
- 胸锁乳突肌。
- 斜角肌。
- 胸小肌。

触诊结果

- 右上斜方肌、肩胛提肌和胸锁乳突肌的肌肉痉挛。
- C3 到 C7 棘突触诊疼痛敏感。
- 右第 1 肋骨触诊疼痛敏感。

临床推理

- 颈神经根病：患者的报告显示，右上肢皮区疼痛。另外，这些试验阳性（斯普林试验、下睑牵拉试验和象限试验），脊椎的侧移受限和 C3 到 C7 的触诊疼痛，更提示 C6 到 C7 的神经根病变。

- 胸廓出口综合征：患者的报告显示，右上肢疼痛，感觉减退还有第 1 肋抬高活动受限，这些均是胸廓出口综合征的症状和体征。但是，由于鲁斯试验和颈椎侧弯旋转试验阴性，还有神经根症状阳性，诊断为胸廓出口综合征的可能性比较小。

第 8 章

腰椎和骶椎

腰椎和骶椎围绕着许多骨骼、软组织和关节组成错综复杂的系统。腰痛是一种常见且代价高昂的社会性疾病,终身患病率在11%~84%(Walker,2000)。最近的证据强调了腰椎、骶椎和下腹之间区域相互依赖的重要性(Bialosky,Bishop & George,2008;Wainner,Whitman,Cleland & Flynn,2007)。运动链近端节段(腰椎)功能紊乱可表现为运动链远端节段(大腿,膝盖和脚踝)功能障碍。在研究这些关节功能和整个临床检查过程中,注意这些关系是很重要的。

腰骶椎的功能

腰骶椎最重要的功能是支撑身体的重量。这个区域的适当稳定性对成功转移躯干的力量到下肢来说是重要的,反之亦然。虽然腰椎需要稳定性来进行许多的功能活动和移动,但这个区域也是可以运动的,特别是在矢状面。由于腰椎椎间关节的垂直方向,屈伸是骨运动学的最初运动,这一方向允许一定侧弯和最小的旋转(Neumann,2010)。同颈椎和胸椎相似的是,腰椎依赖于肌肉和韧带来提供在执行功能任务时所必须的节间稳定性。

同颈椎、胸椎和腰椎相比,骶骨区域不允许大量的运动。尽管对于骶骨和骶髂关节的实际功能存在争议,但大多数人认为,骶髂关节可以进行轻度、微细的运动,这有助于调整和协调骨盆和下肢之间的整体运动(Goode 等,2008;Neumann,2010)。骶骨起着连结躯干和下肢间的作用,在这一区域力量必须均衡出现,以防止不必要的力量不平衡(Goode 等,2008;Neumann,2010)。

骨解剖学

腰椎由 5 块椎骨(L1 到 L5)构成,它们具有相似特征的可分成两个主要部分:一个较大的椎体和一个椎弓 (图 8.1)。腰椎体最初的功能是支撑超过 80% 的身体重量((Moore,Agur & Dalley,2011;Neumann,2010)。椎体通过椎弓根同椎弓相连,椎弓板位于椎弓上,内有几个突起,这些突起包括一个大的棘突和两个横突,还有上、下关节

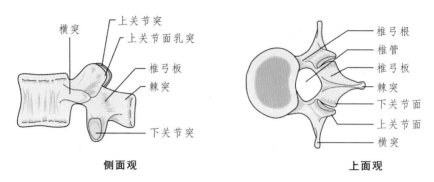

图 8.1　腰椎的各个面。

突或关节面。在腰椎中的特别重要的是位于上关节面的乳状突,其是多裂肌的肌肉附着点(Moore 等,2011)。

　　骶骨由 4 块椎骨组成(S1 到 S4),通常融合成一块骶骨(图 8.2)。这个大而宽的骨头比其他任何椎骨都宽。这个骶骨有一个骶骨底,位于骨的上部分,还有一个骶骨尖,位于骨的下方。在远侧,骶骨与尾骨关节,组成一个骶尾关节(Moore 等,2011)。骶骨在

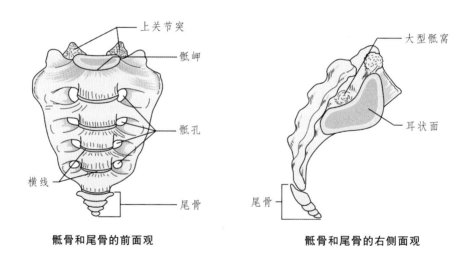

骶骨和尾骨的前面观　　　　　　骶骨和尾骨的右侧面观

骶骨的上面观

图 8.2　骶骨和尾骨。

矢状面的运动称为前屈(弯曲)和后仰(伸展)(Neumann,2010)。骶骨也与髂骨相连,形成骶髂关节(SIJ)。这些关节被认为是滑膜关节,但其情况不像其他滑膜关节一样,这些关节的可运动量限制于少量的滑动和旋转(Goode 等,2008;Moore 等,2011;Neumann,2010)。

软组织解剖学

围绕着腰骶椎的肌肉都提供了动态稳定性。这些肌肉被分成两个群(图 8.3):局部稳定肌(多裂肌、腹内斜肌和腹横肌),这些肌肉的作用是增加节段稳定性,还有产生大的动的全局肌(背阔肌、腹直肌和腹外斜肌)(Cleland & Koppenhaver,2011;Hides 等,2009;Hides,Stanton,McMahon,Sims & Richardson,2008;Hodges,1999;Hodges & Richardson,1999)。

背阔肌是最浅表的肌肉,横跨腰椎和骶骨,并与胸腰筋膜相连。这块肌肉的细节在第 3 章中已有讨论。胸腰筋膜是是覆盖躯干深层肌肉, 是由三层筋膜构成(Moore 等,2011)。腰方肌位于前、中肌层之间,竖脊肌位于中、后肌层之间。胸腰筋膜包含纵向和横向的纤维,它最深层纤维与腰椎相连。另外,一些肌肉有助于腰椎附着在这块筋膜上的稳定性(Moore 等,2011)。

像胸椎的竖脊肌、腰椎的竖脊肌(腰椎骨旁肌)由三组肌肉组成:髂肋肌、最长肌和棘肌(图 8.3)。当两侧竖脊肌同时收缩,表现为脊柱伸展;当一侧竖脊肌收缩时,其结果是同侧的侧弯(Moore 等,2011)。这些肌肉已在第 7 章中详细讨论。

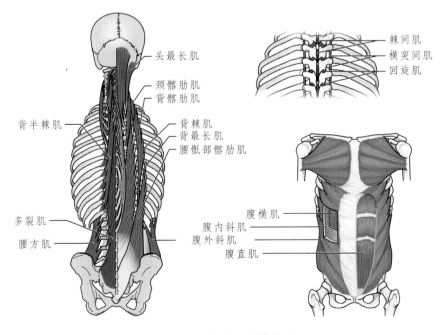

图 8.3 躯干肌肉前后观。

腹横肌群位于竖脊肌的深处。这组肌肉由多裂肌、半棘肌和回旋肌组成(图8.3)。这些肌肉的共同功能是使对侧躯干旋转 (Moore 等,2011)。多裂肌是这个肌群中唯一可触及的肌肉,它是因对脊柱局部节段的稳定性而受到广泛关注(Hides 等,2008,2009;Hodges,1999;Hodges & Richardson,1999)。

腹前外侧壁的肌肉主要作用于腰椎。腹部肌肉由腹直肌、腹外斜肌、腹内斜肌和腹横肌组成。另外,在腹后外侧壁是腰大肌和腰方肌。这些肌肉(图8.3)的共同功能是产生脊椎的整体运动(如腹直肌、腹外斜肌和腰方肌)或者增强节段稳定性(如腹内斜肌、多裂肌、腹横肌)(Hides 等,2008,2009;Hodges,1999;Hodges & Richardson,1999;Moore 等,2011)。

除了肌肉增强了腰骶骨的稳定性,一些韧带和椎间盘也增加了脊柱的被动稳定性。每个椎间盘位于两个椎体之间,为椎体提供一个牢固的附着体。椎间盘由外层的纤维环外和内部的髓核组成(图8.4)。它主要的功能是吸收和分散大面积的力量(Moore 等,2011)。

纤维环是组成椎间盘外表面的纤维软骨环。它有互相成直角的层可以增强椎间盘之间的稳定性。纤维环附着在椎体的终板上,终板是椎体的边缘。纤维环

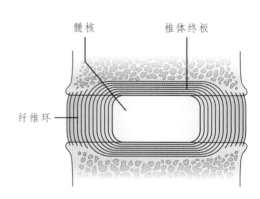

图8.4 椎间盘。

和椎体终板都有很好的血液供应,血液通过运动被运送到髓核(Moore 等,2011)。椎间盘内的结构,髓核通过在运动中的加减压来接受营养物质。这主要是由水组成的,并且通过压缩力能够加宽,通过拉力能够变细(Moore 等,2011)。

这个脊椎骨的前后部分别是前纵韧带和后纵韧带(图8.5)。这些韧带为过度弯曲或伸展运动提供抵抗力。前纵韧带随着腰的伸展而变得紧绷,后纵韧带随着腰的弯曲变得紧绷。这些韧带增强了脊柱前后面的稳固性(Moore 等,2011;Neumann,2010)。环绕整个椎板是黄韧带。这个韧带的功能是形成椎管后壁和防止脊柱的过度弯曲,从而保护椎间盘不受损伤(Moore 等,2011)。

神经血管解剖学

腰椎的血液供应来自腹部的肋下动脉和腰动脉。腹主动脉直接位于腰椎椎体前面,这是一个大动脉,在L2水平分叉为左右髂总动脉,这个动脉进一步分为髂内动脉和髂外动脉,髂外动脉进一步下降经过腹股沟韧带时,就变成了股动脉(图8.6)(Moore 等,2011)。

在腰骶部有5块椎骨和五条骶神经。这些神经在相应椎骨的下方。脊髓从延髓

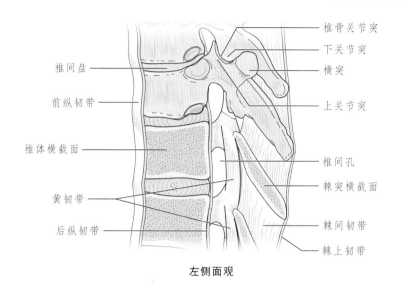

左侧面观

椎骨关节突
下关节突
横突
上关节突
椎间孔
棘突横截面
棘间韧带
棘上韧带

椎间盘
前纵韧带
椎体横截面
黄韧带
后纵韧带

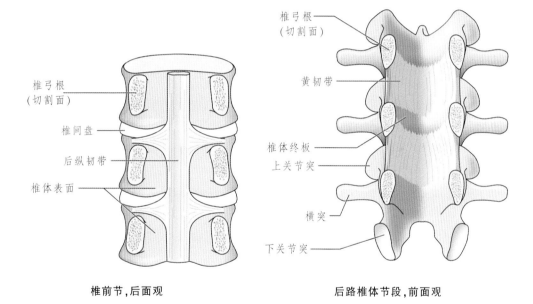

椎前节,后面观

后路椎体节段,前面观

椎弓根(切割面)
椎间盘
后纵韧带
椎体表面

椎弓根(切割面)
黄韧带
椎体终板
上关节突
横突
下关节突

图 8.5 椎韧带。

(脑干)到 L1 到 L2 间隙经过，到达这个地方后就变成马尾，是脊神经根的汇集处
(Moore 等,2011)。在腰骶部 L1 到 L3 之间有一个膨大的神经根，促进腰丛(L1–L4)和
骶丛(L4–S3)(图 8.7)。每条脊神经都有前后根，从皮肤到其他皮下组织前神经根内含
有运动(传出)纤维支配骨骼肌，而后神经根内含有感觉(传入)纤维。前后神经根合在
一起穿过椎间孔形成脊神经(图 8.7)(Moore 等,2011)。

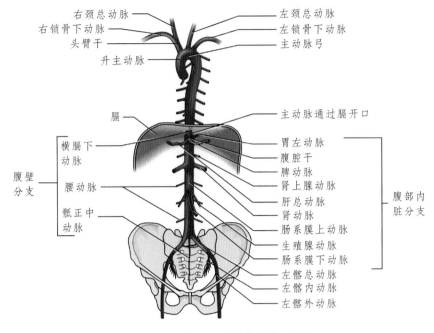

右颈总动脉
右锁骨下动脉
头臂干
升主动脉

左颈总动脉
左锁骨下动脉
主动脉弓

膈
主动脉通过膈开口

横膈下
动脉

胃左动脉
腹腔干
脾动脉
肾上腺动脉
肝总动脉
肾动脉
肠系膜上动脉
生殖腺动脉
肠系膜下动脉
左髂总动脉
左髂内动脉
左髂外动脉

腹壁
分支

腰动脉

骶正中
动脉

腹部内
脏分支

图 8.6　躯干和胸腹部的主要动脉。

触诊

在下面的内容中,我们会介绍 5 个骨性结构和 7 个软组织结构的触诊技术。

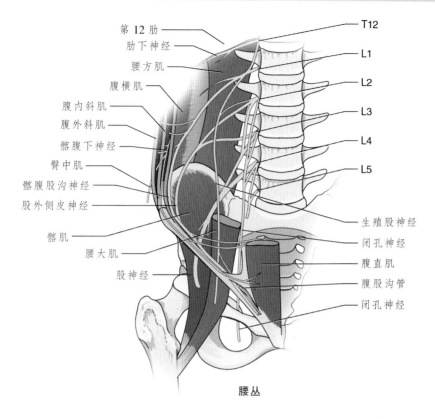

第 12 肋 —— T12

肋下神经 —— L1

腰方肌 —— L2

腹横肌 —— L3

腹内斜肌 —— L4

腹外斜肌 —— L5

髂腹下神经

臀中肌

髂腹股沟神经

股外侧皮神经 —— 生殖股神经

髂肌 —— 闭孔神经

腰大肌 —— 腹直肌

股神经 —— 腹股沟管

—— 闭孔神经

腰丛

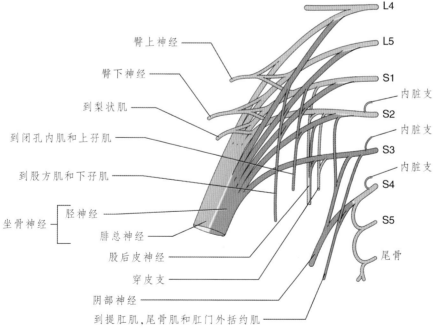

L4

臀上神经 —— L5

臀下神经 —— S1

到梨状肌 —— 内脏支

—— S2

到闭孔内肌和上孖肌 —— 内脏支

—— S3

到股方肌和下孖肌 —— 内脏支

—— S4

坐骨神经 胫神经

腓总神经 —— S5

股后皮神经 —— 尾骨

穿皮支

阴部神经

到提肛肌,尾骨肌和肛门外括约肌

骶丛

图 8.7 腰骶丛。

L1 到 L5 的棘突

体位

- 患者:俯卧位,在腹部下放 2 个枕头。
- 医生:站在患者的一侧。

方法 1

指导

- 用两只手的第 1 指 (拇指)触诊 T12 的棘突。
- 保持 1 个拇指在 T12 的棘突上,沿着脊柱中线移动另一个拇指。
- 持续向下移动直到中线的一个大的正中线被触诊,这就是 L1 棘突。
- 继续向下移动你的拇指触诊下面的棘突。

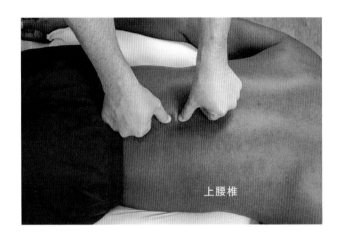

上腰椎

方法 2

指导

- 触诊髂嵴(在 L4–L5 之间)。
- 移动你的手指至背部中线直到与你的拇指相碰。
- 向上移动你的拇指找到 L4 棘突。

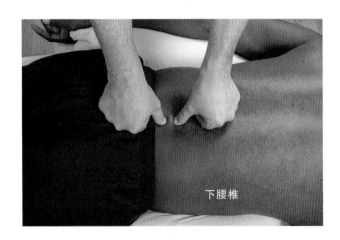

下腰椎

小贴士

- 向下移动之前要始终贴着之前触诊的棘突。

- 因为腰椎的自然曲度,触诊棘突的个体可能会比较困难,因为它们每一个可能会十分接近另一个。因为这个原因,腹部下的 2 个或者多个枕头会让腰椎处于一个相对屈曲的状态,以此来增加棘突之间的间隙。

- 最近的研究表明,腰椎棘突的触诊基于解剖上的变异可能产生不同的结果,临床经验也证实了这一点(Chakraverty,Pynsent & Isaacs,2007;Chakraverty,Pynsent,Westwood & Chakraverty,2007;Kim 等,2007)。因为这个原因,我们提出了 2 个方法来确定腰椎棘突的水平。

- 医生用来确定腰椎棘突的第 3 种方法是,先触摸 S2,然后计数。

L1 到 L5 的横突

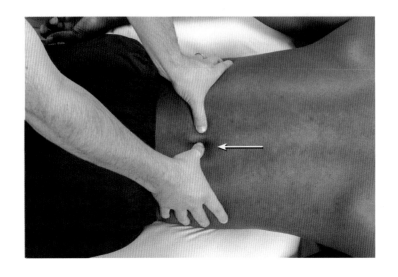

体位

- 患者:俯卧位,在腹部下放 2 个枕头。
- 医生:站在患者的一侧。

指导

- 用双手的拇指触诊 L1 棘突。
- 把 1 个拇指放在 L1 棘突上,然后横向移动另 1 个拇指大约 1 英寸(2.54 厘米)左右。
- 为了验证 L1 横突的触诊,从后往前施加一个固定的压力。
- 重复这些步骤,触诊其他的横突。

小贴士

- 当你给横突施加压力的时候,你手指下的棘突应该移动。
- 在腰椎上,触诊横突是极其困难的,如果有时不能触到,是因为大竖脊肌群完全覆盖了这些解剖标志,仔细评估和练习对有效地触诊这些结构很重要。

骶骨岬

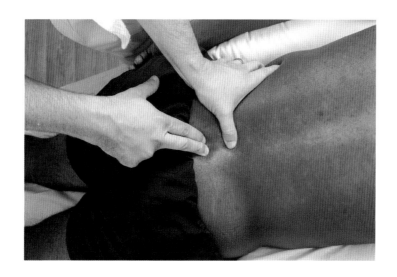

体位

- 患者:俯卧位,在腹部下放 2 个枕头。
- 医生:站在患者的一侧。

指导

- 触诊 L5 棘突。
- 当把你的拇指放在 L5 棘突上时,移动另一只手的 2 个手指到下方。
- 你应该会感觉到有一个骨嵴,大概几英寸(1 英寸=2.54 厘米)宽,这就是骶骨岬(S1)。

骶骨尖

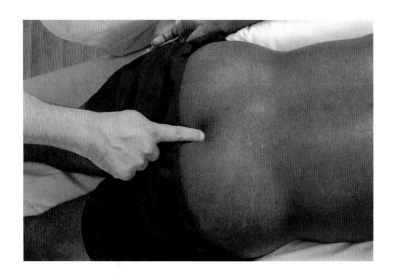

体位

- 患者:俯卧位,在腹部下放 2 个枕头。
- 医生:站在患者的一侧。

指导

- 触诊骶骨岬(S1)。
- 持续向下移动你的示指直到骶骨的最下方(S4)。

尾骨

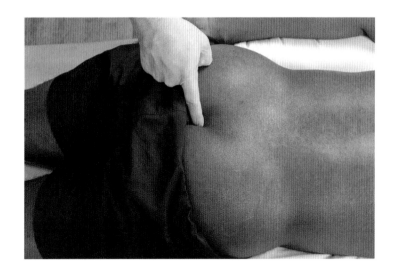

体位

- 患者:俯卧位,在腹部放 2 个枕头。
- 医生:站在患者的一侧。

指导

- 触诊骶骨最下方(S4)。
- 在保持着这个触诊时,在下方用另一个手指触诊尾骨。

小贴士

在触诊这个部位时,很多人会觉得不舒服。因此,在触诊这个结构之前,你应该跟患者解释一下你即将要做的,还有为什么必须要做这个触诊。

腰部和腹部区域的肌肉

肌肉	起点	止点	神经支配	作用
多裂肌	骶骨和腰椎横突的后表面	腰椎的棘突	脊神经背侧支	双向功能:脊柱伸展 单向功能:旋转到对侧
腹直肌	第 5-7 肋,剑突	公共结节	第 7-12 肋间神经	屈曲躯干,支持腹腔脏器
腹外斜肌	第 5-12 肋	髂前上棘、腹股沟韧带	第 8-12 肋间神经	屈曲躯干,躯干的对侧旋转,支持腹腔脏器
腹内斜肌	第 8-12 肋	髂前上棘、腹股沟韧带、胸腰筋膜	第 8-12 肋间神经	屈曲躯干,躯干的同侧旋转,支持腹腔脏器
腹横肌	第 8-12 肋,胸腰筋膜	腹股沟韧带、髂前上棘	第 7-12 肋间神经	增加节间稳定性
腰大肌	T12-L5 椎和椎间盘	小转子	L1-L3 腹支	髋关节活动
腰方肌	第 12 肋	髂嵴	T12-L3 腹支	髋关节行走,同侧脊柱弯曲

多裂肌

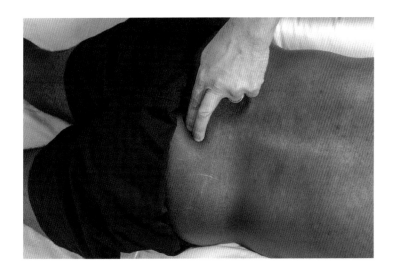

体位

- 患者：俯卧位。
- 医生：站在患者的一侧。

指导

- 触诊骶骨岬。
- 移动你的手指到骶骨外侧，直到感觉有一个轻微的压力进入。
- 为了确认触诊，让患者伸展腰椎或髋。

临床拾遗

这个肌肉在功能活动时对稳定腰椎具有重要的作用（Hides et al.,2008,2009；Hodges,1999；Hodges & Richardson,1999）。某些个体能将髂后上棘一起来独立收缩多裂肌。这是非常困难的，并且通常需要一些实践练习，才能成功完成。

腹直肌

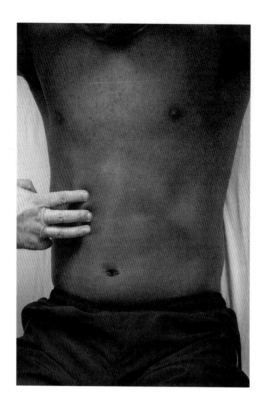

体位

- 患者:仰卧位,髋关节屈曲约 45°,膝盖大概屈曲 110°。
- 医生:站在患者的一侧。

指导

- 触诊腹部的前部,其在中线的外部两侧。
- 为了验证触诊,让患者把肩膀从诊疗床上抬起来(部分坐起)。

腹外斜肌

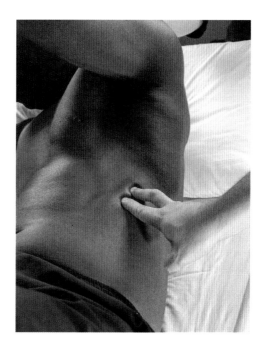

体位

- 患者：仰卧位，髋关节屈曲约 45°，膝盖大概屈曲 110°。
- 医生：站在患者的一侧。

指导

- 触诊腹部的前外侧。
- 触诊垂直于腹外斜肌的纤维，从起始处到深处。
- 为了验证腹外斜肌的触诊，让患者对侧躯干屈曲和旋转。

小贴士

腹外斜肌的纤维走行在前中线方向(就好像把手放在长裤口袋里)。

腹内斜肌

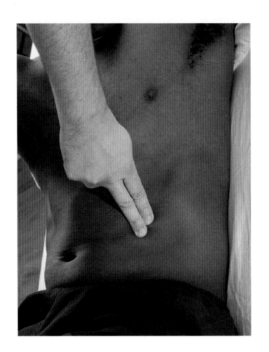

体位

- 患者:仰卧位,髋关节屈曲约 45°,膝盖大概屈曲 110°。
- 医生:站在患者的一侧。

指导

- 触诊腹部的前后方。
- 从起始处到嵌入部触诊垂直于腹内斜肌的纤维。
- 为了验证腹内斜肌的触诊,让患者屈曲并将躯干旋转到同一侧。

小贴士

- 腹内斜肌的纤维走行在后外侧方(垂直于腹外斜肌的纤维方向)。
- 当要求患者旋转躯干以分离腹外斜肌和腹内斜肌时,要注意躯干的过度屈曲,因为这会导致两个斜肌同时收缩。
- 区分腹外斜肌和腹内斜肌的不同纤维可能会比较困难。

腹横肌

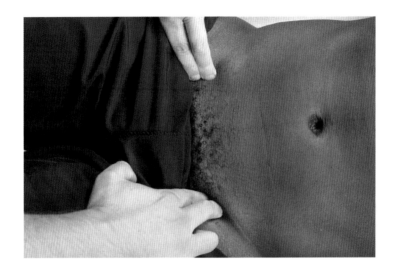

体位

- 患者:仰卧位,髋关节屈曲约 45°,膝盖大概屈曲 110°。
- 医生:站在患者的一侧。

指导

- 触诊髂前上棘(ASIS),其位于髋部前面的腰围的骨性突起处。
- 向中和内侧移动手指。
- 为了验证触诊,让患者使肚脐贴近脊柱,你手下会感觉到收缩力。

小贴士

如果在收缩时感觉到一个大的凸起,这就是因为患者过度收缩出现的腹内斜肌,这时可让患者放松后再来一遍。

腰大肌

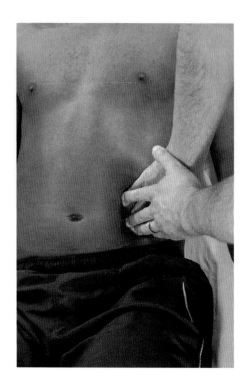

体位

- 患者:仰卧位,髋关节屈曲约 45°,膝盖大概屈曲 110°。
- 医生:站在患者的一侧。

指导

- 当患者放松,正常呼吸时,触诊 ASIS。
- 手指朝上、中、前腹壁方向移动。
- 开始在后方施加一个柔和而固定的压力。
- 在患者呼气的时候,触诊腹壁后侧深部。
- 重复这个动作 3 次。
- 为了验证触诊,让患者屈曲髋关节,你会感觉到腹部肌肉在手指下的收缩。

腰方肌

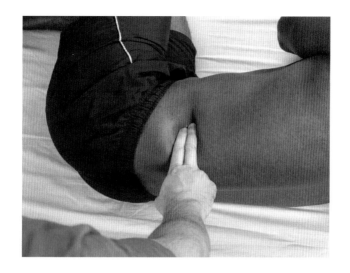

体位

- 患者:侧躺,髋关节屈曲约 45°,膝盖大概屈曲 90°。
- 医生:站在患者的一侧。

指导

- 触诊第 12 肋后端。
- 用手指在肋骨下方移动,直到感觉有软组织。
- 为了验证触诊,让患者上抬髋关节,或者侧弯脊柱,直到感觉到收缩。

病例分析

病史

一位 35 岁的妇女出现在你的诊所,诉说腰和半边臀部疼痛。患者说,疼痛不是连续的,疼起来的时候是在左侧腰和骨盆,还有半边臀部,并且站起来的时候疼痛加剧。5 个月前,她生完第二个小孩,怀孕末期疼痛就开始了。她结婚了,和丈夫以及一个 3 岁、一个 5 个月的孩子住在一栋三层楼的房子里。她最近开始跑步,这是为即将参加的马拉松训练。

- 基于以上信息,3 种最有可能的诊断是什么?

检查

既往病史	2 次阴道分娩
药物	否认服用任何药物、维他命和补品
观察	增加腰椎负荷 床上移动困难:翻身仰卧
主动关节活动度	在腰椎的正常范围
被动关节活动度	活动自如
徒手肌力测验	左臀大肌和 4-/5 臀中肌疼痛 左腿 4-/5
特殊试验	骶管冲击试验阳性 骶髂关节的分散试验阳性 骶髂关节压缩试验阳性 左腿主动抬高试验阳性 象限试验阴性 被动的直腿抬高和双侧交叉直腿抬高试验阴性
其他	左髋骨前旋转 左站立阶段减少 右腿步长缩短 左骶旋转二级疼痛 整个腰椎前后滑动无疼痛 重复定向运动试验,疼痛模式无明显改变

- 根据主观和客观信息,哪 2 种是最有可能的诊断?给出你排除第 3 种诊断的理由。
- 根据你的鉴别诊断,你应该触诊这个患者的哪些结构?
- 根据提供的所有信息,您希望触诊这些结构时会发现什么?

病例解决方案和讨论

根据病史的可能诊断

- 髋(股)应力性骨折。
- 腰痛。
- 骶髂关节功能障碍。

根据病史和检查的可能检查

- 腰痛。
- 骶髂关节功能障碍。

髋(股)应力性骨折:疼痛的位置,特别是腹股沟疼痛的缺乏,还有症状发生的时间(在怀孕结束时,重新跑步之前),使得这个诊断结果不太可能。另外,多项特殊检查呈阳性更明显地提示骶髂关节功能障碍。

待触诊部位

- 髂前上棘。
- 髂后上棘。
- 骶骨。
- 腰大肌。
- 内收肌。
- 臀肌。

触诊结果

- 触诊压痛位于髂后上棘和臀部下方。
- 左髂前上棘低于右髂前上棘,左髂后上棘高于右髂后上棘。
- 触诊时,左侧腰痛大于右侧。
- 触诊左侧内收肌触痛大于右侧。

临床推理

- 腰痛:患者陈述左腰骶部和臀部弥散性疼痛,她的步态异常、触诊肌无力,均符合腰痛的诊断。但是,腰椎的前后方缺乏疼痛,腰部特殊疼痛试验阴性和骶髂关节激发试验阳性,这些都表明是骶髂关节功能障碍,而不是腰痛。

- 骶髂关节障碍:患者关于她怀孕后期疼痛开始的病史,还有两个阴道分娩的孩子,她的疼痛方式,左前旋转(左半骨盆),步态异常,骶髂关节激发试验阳性和肌肉组织触诊时的疼痛都表明是骶髂关节功能障碍。

第 **9** 章

臀部和腹股沟区

臀部和腹股沟区是负责连接脊柱骨盆区的协调性运动(Neumann,2010)。这种协调运动是为了在执行不同的功能任务时提供可控制的机动性。髋关节是一个球窝关节,同上肢的肩关节很类似。髋关节允许在所有平面上的运动,在行走、跑步和跳跃等活动中承受较大的压力。为了在日常活动中保持足够的稳定性,髋关节周围的主动和被动结构之间必须保持平衡(Moore,Agur & Dalley,2011;Neumann,2010)。

髋关节的功能

髋关节的一个重要功能就是在整个运动链上合理的分配力量,以及在负重活动时吸收和分散来自运动链上的力(Neumann,2010)。同上肢的肩关节一样,髋关节也起球窝关节的作用,允许在3个基本平面上运动,这就使得像肩关节一样,功能活动范围广泛。但是,肩关节比髋关节更具灵活性,而髋关节比肩关节更有内在稳定性(Neumann,2010)。这个运动的自由性使我们能够把下肢,尤其是脚,放在日常生活中任何必要的位置。

骨解剖学

骨盆的形状像一个环,由2块髋骨和1块骶骨连接组成,每块髋骨都是由3块骨连接构成:髂骨、坐骨和耻骨(图9.1)。这3块骨中最大的是髂骨,是它与骶骨在两侧相连,形成骶髂关节(SIJ)(Moore等,2011)。

髂是一块扁骨,有几个骨性标志:髂前上棘(ASIS)、髂前下棘(AIIS)、髂后上棘(PSIS),以及髂后下棘(PIIS)。这些标志通常很浅表,在临床检查中很容易触及。在髂骨上还有臀前肌线、臀后肌线和臀下肌线。虽然这些标志不能被直接触摸到,但它们是臀肌的附着点(Moore等,2011年)。

髂骨的后下方是坐骨。这块骨头有几个重要的标志:坐骨结节、坐骨棘,以及坐骨的大小切迹。髂骨的前下方是耻骨,脐下5~7英寸(13~18厘米)是耻骨联合,这是由两块耻骨联合形成的关节(Moore等,2011)这个关节被归类为微动关节,在活动中有

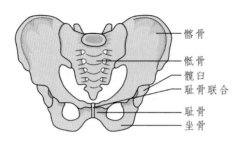

骨盆的前面观

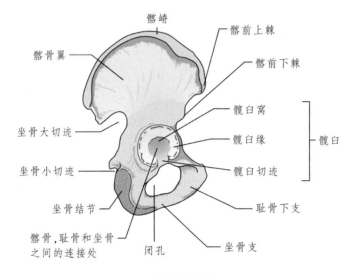

右髂骨侧面观

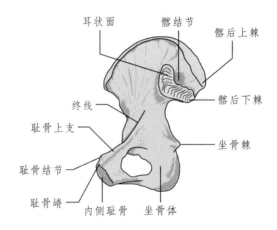

髋骨内侧面观

图 9.1 骨盆的骨。

少量的运动(Neumann,2010)。在耻骨联合的两侧是耻骨上支和耻骨下支,耻骨联合形成耻骨结节(Moore 等,2011)。

　　股骨是身体最大和最强壮的骨头。大股骨头与髋臼相连,形成髋关节。髋臼是由髂骨、坐骨和耻骨融合形成的。在股骨头的内侧有一个小凹陷,有血管通过,将血液供应给股骨头和髋关节(Moore 等,2011)。

　　股骨近端包括股骨头、股骨颈和大小转子(图 9.2)。在转子之间是前面的转子间线和后面的转子间嵴。股骨的中轴是粗线的位置,是几块大腿前肌和大腿内侧肌肉的附着点(Moore 等,2011)。

软组织解剖学

　　在髂骨的后侧有几块肌肉(图 9.3,臀后部)。臀大肌是这些肌肉中最大和最浅的部分,它同时进行臀部伸展和外旋运动。臀大肌的近端是臀中肌的起源,负责臀部外展和内旋(Moore,2011)。在臀大肌的深处是臀小肌、梨状肌、上下孖肌、闭孔内肌和股方肌。臀小肌负责髋关节外展和内旋,而梨状肌、上下孖肌和闭孔内肌负责髋关节外旋(Moore 等,2011)。由于这些肌肉也可以根据臀部的位置进行其他的骨形成动作,我们强烈建议读者在继续阅读本章的触诊部分之前,先回顾一下髋关节的运动

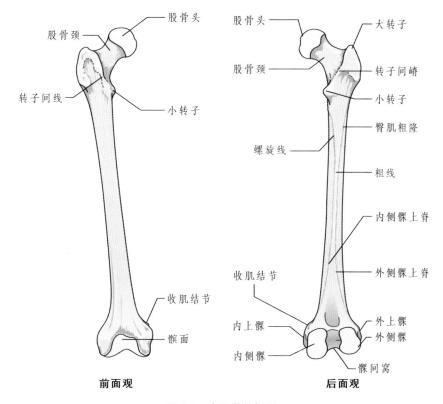

图 9.2　右股骨的切面。

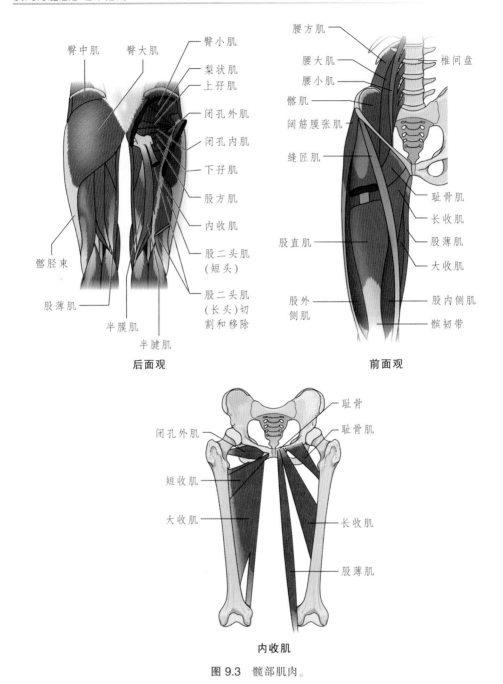

图 9.3 髋部肌肉。

学(Neumann,2010)。

大腿周围的各种肌肉可以分为 3 个部分。大腿的前室有缝匠肌、阔筋膜张肌、股直肌、股内侧肌、股外侧肌和股中间肌(图 9.3,前)。这些肌肉中的大部分都能使髋关节屈曲和膝关节伸展(Moore 等,2011)。大腿的内侧有长收肌、短收肌、大收肌、股薄肌、耻骨肌和闭孔外肌(图 9.3,内收肌)。这些肌肉主要负责髋内收(Moore 等,2011)。

大腿的后部由半腱肌、半膜肌和股二头肌组成(图 9.3,后)。这些肌肉主要负责髋关节伸展和膝盖弯曲(Moore 等,2011)。

　　除了髋部和腹股沟周围的肌肉外,还有一些韧带为该区域提供了被动稳定性。髋关节有 3 条固有韧带:髂股韧带、坐股韧带和耻股韧带。这些韧带从髂骨、坐骨,或耻骨开始,但都连在股骨上。总的来说,这些韧带在髋关节伸展时会变得很紧(图 9.4)(Neumann,2010)。

神经血管解剖学

　　在前面,大腿内侧是股三角(图 9.5)。股三角的外侧边界是缝匠肌;内侧边界是长收肌;上部是腹股沟韧带。股三角的底层是由耻骨联合和髂腰肌组成(Moore 等,2011)。

　　在股三角内,从内侧到外侧,是股静脉、股动脉和股神经。股动脉是髂外动脉的直接延续,很容易在体表触摸到。在这个区域的肌肉触诊过程中,必须注意不要堵塞这条血管(Moore 等,2011)。当股动脉沿着大腿前方向下移动时,它会发出最大的分支:股深动脉负责髋关节的主要血液供给。股动脉继续向下延伸到大腿内侧并进入大收肌的间隙。在离开间隙后,股动脉会改变名字,成为腘动脉(Moore 等,2011)。

　　股神经起源于腰丛(L2–L4)并沿大腿前方下行,支配大部分的大腿前肌群,除了阔筋膜张肌(图 9.6)。闭孔神经位于大腿内侧,它也来自于腰丛(L2–L4)并沿大腿内侧向下走行,支配大腿内侧的所有肌肉组织。骶丛中最大的神经是坐骨神经(L4–S3),它沿着大腿后方下行,支配大腿后肌群,在大腿远端分为胫神经和腓总神经(Moore 等,2011)。

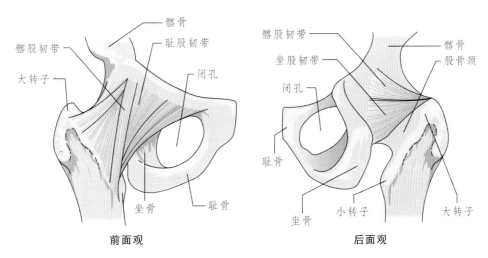

前面观　　　　　　　　　后面观

图 9.4　髋部韧带。

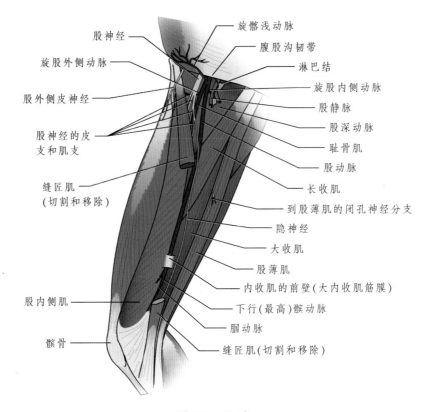

图 9.5 股三角。

股神经 — 旋髂浅动脉

旋股外侧动脉 — 腹股沟韧带

股外侧皮神经 — 淋巴结

旋股内侧动脉

股静脉

股神经的皮支和肌支 — 股深动脉

耻骨肌

股动脉

缝匠肌（切割和移除） — 长收肌

到股薄肌的闭孔神经分支

隐神经

大收肌

股薄肌

内收肌的前壁（大内收肌筋膜）

下行（最高）膝动脉

腘动脉

股内侧肌 — 缝匠肌（切割和移除）

髌骨

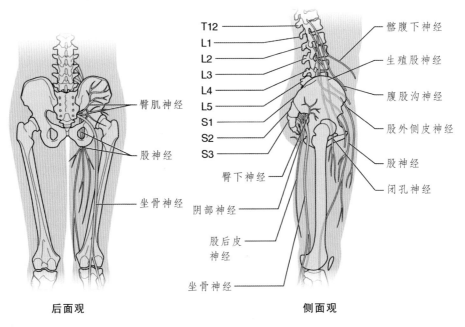

臀肌神经

股神经

坐骨神经

后面观

T12
L1
L2
L3
L4
L5
S1
S2
S3

臀下神经

阴部神经

股后皮神经

坐骨神经

髂腹下神经

生殖股神经

腹股沟神经

股外侧皮神经

股神经

闭孔神经

侧面观

图 9.6 臀部和大腿的神经。

220

触诊

在下面的内容中，我们将介绍 8 个骨性结构、11 个软组织结构和 1 个神经血管结构的触诊技术。

髂嵴

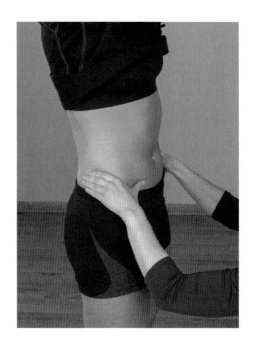

体位

- 患者：站立，双脚与肩同宽。
- 医生：跪着或坐在患者前面的矮凳上。

指导

- 眼睛平视肚脐。
- 在脐部，将双手放在患者的腰上。
- 把你的手伸到一边，直到感觉到骨头上的骨脊。

小贴士

- 这种触诊也可以在患者仰卧或趴在诊疗床上进行。
- 髂嵴为 L4 到 L5 (Chakraverty, Pynsent & Isaacs, 2007)。

髂前上棘

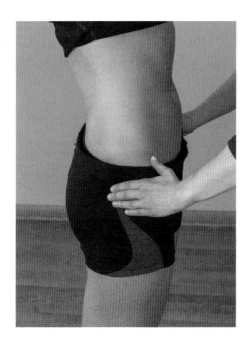

体位

- 患者：站立，双脚与肩同宽。
- 医生：跪着或坐在患者前面的矮凳上。

指导

- 触诊髂骨。
- 向下移动你的第 1 个手指（并在需要的时候向内侧或外侧滑动），直到感觉有骨头突出。

髂后上棘

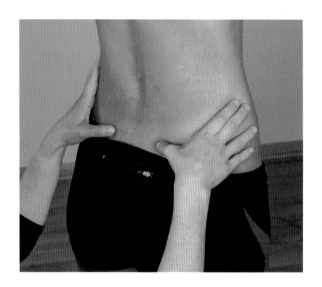

体位

- 患者:站立,双脚与肩同宽。
- 医生:跪着或坐在患者后面的矮凳上。

指导

- 触诊髂骨的后侧。
- 向下和中间移动你的第 1 个手指,直到感觉有骨头突出。

小贴士

PSIS 大约在 S2 的水平。

髂前下棘

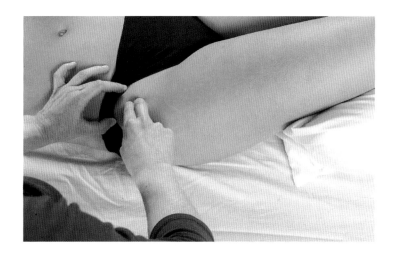

体位

- 患者:仰卧位,臀部和膝盖微微弯曲。
- 医生:站在触诊的一侧。

指导

- 触诊 ASIS。
- 将你的第 1 个或第 2 个手指往下移动大约 1 英寸(2.54 厘米)。
- 施加一个固定的后向的力。

耻骨结节

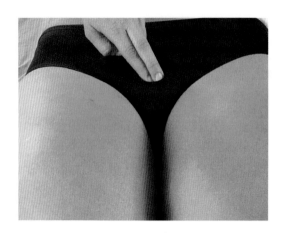

体位

- 患者:仰卧位,臀部和膝盖微微弯曲。
- 医生:站在触诊的一侧。

指导

- 眼睛平视肚脐。
- 向下移动你的第 2 个和第 3 个手指 5~7 英寸(12.7~17.78 厘米)。
- 使用手指指垫,施加柔和而固定的后向压力,直到感觉到有骨头突出。

小贴士

由于耻骨结节的位置,这种触诊是非常私秘的,可能会让患者感到不舒服。所以在触诊之前,应该仔细地告诉患者你将要做什么,以及为什么这样做。

耻骨支

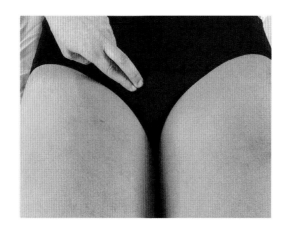

体位

- 患者:仰卧位,臀部和膝盖微微弯曲。
- 医生:站在触诊的一侧。

指导

- 触诊耻骨结节。
- 沿着大约一指宽的骨脊横向移动。

小贴士

由于耻骨支的位置,这种触诊是非常私秘的,可能会让患者感到不舒服。所以在开始触诊之前,应该小心地告诉患者你将要做什么,以及为什么这样做。

大转子

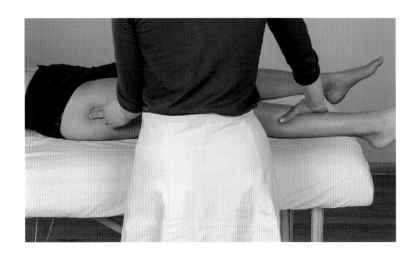

体位

- 患者:仰卧位。
- 医生:站位,或坐在触诊的一侧。

指导

- 触摸髂嵴的侧面。
- 向后移动你的第 2 个和第 3 个手指，直到感觉到有一个巨大的圆形的骨感的突出物。
- 为了确认触诊，让患者向内和外旋转髋关节，你会感觉到其在手指下的移动。

坐骨结节

方法 1

体位

- 患者:侧躺,臀部和膝盖弯曲到 90°左右,一侧进行触诊。
- 医生:站在患者的后面,略低于患者的臀部。

指导

- 触诊大转子。
- 向后滑动你的手指, 直到感觉到有一个非常大的骨突出感(大约在臀部区域的中部)。

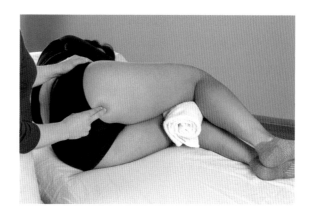

方法 2

体位

- 患者:侧卧位。
- 医生:站在被触诊的一侧。

指导

- 触诊大转子。
- 向后滑动你的手指,直到感觉到有一种非常大的骨突出感(大约在臀部区域的中部)。

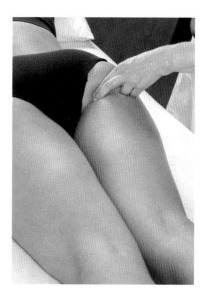

臀部和大腿区域的肌肉

肌肉	起点	止点	神经支配	动作
阔筋膜张肌	髂前上棘(ASIS)，髂前外侧嵴	髂胫束带(ITB)	臀上神经(L4-S1)	髋关节屈曲，外展和内旋
缝匠肌	ASIS	胫骨上、内侧(pes anserine)	股神经(L2-L4)	髋关节屈曲，外展和外旋
股直肌	AIIS	胫骨粗隆经髌韧带形成	股神经(L2-L4)	髋关节屈曲和膝关节外展
闭孔外肌	闭孔	股骨的转子窝	闭孔神经(L2-L4)	髋关节外旋
长内收肌	耻骨下支	股骨粗线的中间部分	闭孔神经(L2-L4)	髋关节内收、弯曲或扩展
短内收肌	耻骨下支	股骨粗线近端	闭孔神经(L2-L4)	髋关节内收
内收肌	下耻骨分支和坐骨粗隆	股骨大收肌结节	闭孔神经(L2-L4)、坐骨神经(L4-S3)	髋关节内收和扩展
耻骨肌	耻骨体	耻骨肌线的股骨	股或闭孔神经(L2-L4)	髋关节内收和弯曲
股薄肌	耻骨下支	胫骨上、内侧(pes anserine)	闭孔神经(L2-L4)	髋关节和膝关节屈曲
臀大肌	骶骨、尾骨和髂骨的后侧	ITB	臀下神经(L5-S1)	髋关节伸展和外旋
臀中肌	髂骨的后部	大转子侧面	臀上神经(L4-S1)	髋关节外展和内旋
臀小肌	髂骨的后部	大转子的前侧面	臀上神经(L4-S1)	髋关节外展和内旋
梨状肌	骶骨的前方面	大转子的上面	腹侧支(S1-S2)	髋关节外旋
上孖肌	坐骨棘	大转子的内侧面	闭孔神经(L5-S1)	髋关节外旋
闭孔内肌	闭孔	大转子的内侧面	闭孔神经(L5-S1)	髋关节外旋
下孖肌	坐骨结节	大转子的内侧面	下孖肌神经(L5-S1)	髋关节外旋
股方肌	坐骨结节	股骨的方形结节	下孖肌神经(L5-S1)	髋关节外旋
半腱肌	坐骨结节	胫骨上、内侧(pes anserine)	坐骨神经(L4-S3)	髋关节伸展，膝关节屈曲内旋
半膜肌	坐骨结节	后，内侧胫骨	坐骨神经(L4-S3)	髋关节伸展和膝关节屈曲
股二头肌	长头:坐骨粗隆短头:股骨的后侧	腓骨头	坐骨神经(L4-S3)	髋关节伸展(只有长头)，膝关节屈曲外旋

阔筋膜张肌

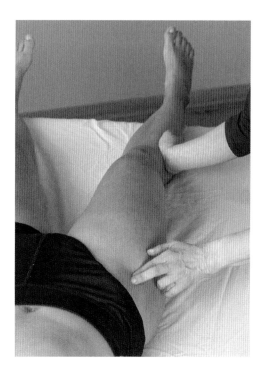

体位

- 患者:仰卧位。
- 医生:站在触诊的一侧。

指导

- 触诊 ASIS。
- 向后外侧移动你的手指。
- 为了触诊准确,要患者外展髋关节,你会感觉到在手指下的肌肉收缩。

小贴士

- 阔筋膜张肌延续为髂胫束(ITB),髂胫束延伸到胫骨的外侧髁(Gerdy 的结节)。
- 在某些情况下,ITB 的一些纤维也进入髌骨的侧面(Moore 等,2011)。

缝匠肌

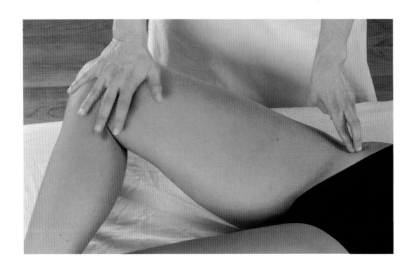

体位

- 患者:仰卧位。
- 医生:站在触诊的一侧。

指导

- 触诊 ASIS。
- 向后面和中间移动你的手指。
- 为了触诊准确,让患者弯曲、外展和外旋髋关节,你会感觉到在手指下的肌肉收缩。

临床拾遗

在某些患者中,当缝匠症收缩时,ASIS 附近可能会有异常的压痛。这些患者有可能是 ASIS 撕脱性骨折。这些损伤被称为骨突性损伤,在青少年中比其他年龄更常见(McKinney,Nelson & Carrion,2009;Prentice,2011)。

股直肌

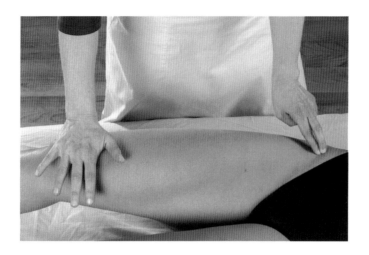

体位

- 患者:仰卧位。
- 医生:站在触诊的一侧。

指导

- 触诊 ASIS。
- 将你的第 2 个手指下移大约 1 英寸(2.54 厘米)到 AIIS 上。
- 为了触诊准确,让患者屈曲髋关节,你会感觉到在手指下的肌肉收缩。

临床拾遗

在一些患者中,当股直肌收缩时,AIIS 附近可能会有异常的压痛。这些患者有可能是 AIIS 撕脱性骨折。这些损伤被称为骨突性损伤,在青少年中更为常见(Avrahami & Choudur,2010;McKinney 等,2009;Prtier,2011)。

长收肌

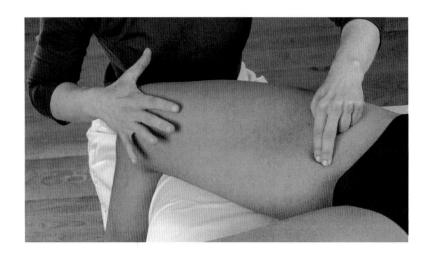

体位

- 患者:仰卧位,将膝盖悬在诊疗床边上。
- 医生:坐在触诊的一侧。

指导

- 用 2 个或 3 个手指,触诊耻骨下支。
- 将你的手指向下移动,触诊长收肌。
- 沿着长收肌的纤维移动到粗线上。
- 为了触诊准确,让患者内收髋关节,你会感觉到手指下的肌肉收缩。

小贴士

短收肌位于长收肌和耻骨肌的下面。然而,短收肌的深度使得分离几乎不可能。

大收肌

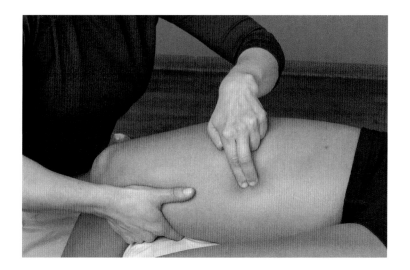

体位

- 患者：仰卧位，膝盖悬在诊疗床边上。
- 医生：坐在触诊的一侧。

指导

- 使用 2 个或 3 个手指触诊耻骨下支。
- 往下方移动触诊内收长肌。
- 向下向后移动你的手指触摸大收肌。
- 按照大收肌的纤维移动到内收肌结节上。
- 为了触诊准确，让患者内收和外展髋关节，你会感觉到在手指下的肌肉收缩。

小贴士

当大收肌在内收时，其大部分纤维都在髋关节旋转轴后方，因此，它也能使髋关节外展。这种肌肉的分离需要在施加阻力的位置和方向上做微小的调整。

耻骨肌

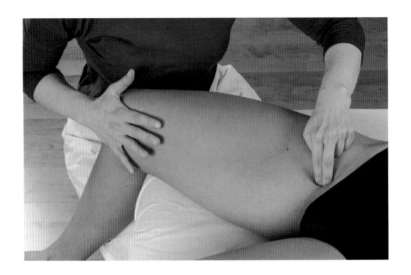

体位

- 患者:仰卧位,膝盖悬在诊疗床边上。
- 医生:坐在触诊的一侧。

指导

- 用两三个手指触诊耻骨下支。
- 手指向下移动,触诊长收肌。
- 手指向前和外侧移动,触诊耻骨肌。
- 为了触诊准确,患者需要内收和弯曲髋关节,你会感觉到手指下的肌肉收缩。

股薄肌

体位

- 患者：仰卧位，膝盖悬在诊疗床边上。
- 医生：坐在触诊的一侧。

指导

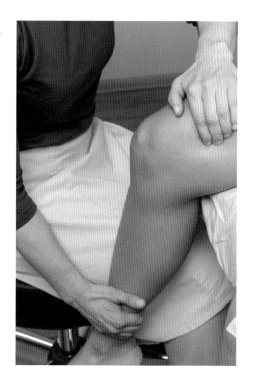

- 用两三个手指触诊耻骨下支。
- 向下移动触诊长收肌。
- 上下移动你的手指触诊股薄肌。你可以用3~4个手指沿着肌肉的腹侧触诊。
- 沿着股薄肌的纤维移动到胫骨上内侧。
- 为了触诊准确，让患者弯曲膝盖，你会感觉到手指下的肌肉收缩。

小贴士

由于股薄肌是唯一一块穿过膝盖的内收肌，可以通过让患者弯曲膝盖来与其他内收肌分离开。

临床拾遗

这些肌肉通常与从事体育运动的个体有关，如足球队员、曲棍球队员和跑步的人，并且有发展成肌腱病（腹股沟拉伤）的倾向（Avrahami & Choudur，2010；Prtitis，2011）。这些肌肉通常也与下腰痛或骶髂关节（SIJ）功能障碍（或两者皆有）有关，并且可能包含触发点和压痛区域。

臀大肌

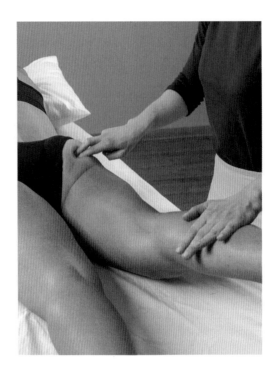

体位

- 患者:俯卧位。
- 医生:站在触诊的一侧。

指导

- 触诊臀部的后侧。
- 为了触诊准确,让患者伸展髋关节,你会感觉到在手指下的肌肉收缩。

临床拾遗

在下腰痛或 SIJ 功能障碍的患者中,在整个肌肉中发现触发点和压痛点是很常见的。由于它的表面积很大,你可能需要触诊这块肌肉的多个区域。

臀中肌

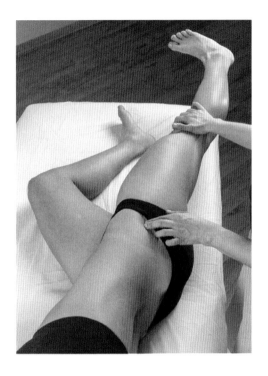

体位

- 患者:侧卧位,触诊一侧的顶部;下肢弯曲约 90°,上肢伸直。
- 医生:站在患者的后面。

指导

- 用 2 个手指触诊髂嵴的后外侧面。
- 将你的手指移到髂嵴下方。
- 为了触诊准确,让患者外展髋关节,你会感觉到在手指下的肌肉收缩。

临床拾遗

　　臀中肌在步态的姿势阶段中负责控制骨盆。右臀中肌收缩,以防止在右站立阶段左骨盆下降。如果左骨盆确实下降,步态被称为右 Trendelenburg 步态(Neumann, 2010)。

梨状肌

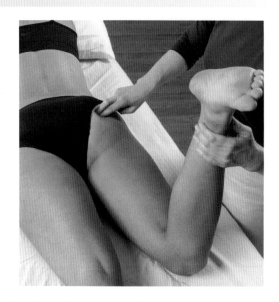

梨状肌位于骶髂关节、大转子和坐骨结节的三角形中心。

体位

- 患者:俯卧位。
- 医生:站在触诊的一侧。

指导

- 触诊大转子。
- 将你的手指向后移动至臀部的中部。
- 用3个手指,通过臀大肌,往深面触诊。
- 屈膝至90°。
- 为了触诊准确,让患者外旋臀部以抵抗阻力,你会感觉到在手指下的肌肉收缩。

小贴士

在肌肉收缩过程中,重要的是告诉患者要逐渐增加力量。如果同时产生一个巨大的外旋力,臀肌就会收缩,会阻碍梨状肌的触诊。

临床拾遗

由于梨状肌的纤维的排列方式,梨状肌有多个基于髋关节位置的变化。当髋部伸展时,它是一个外部旋转器。在髋关节屈曲大约70°的时候,它就变成了一个臀部外展肌。在髋关节屈曲大于90°的时候,它就是一个内部旋转器(Neumann,2010)。

腘绳肌

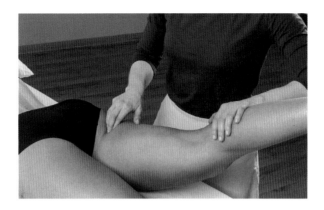

本章将讨论肌腱的起源,而在第 10 章中将会讨论单个肌肉在胫骨和腓骨近端膝关节处的覆盖情况:

- 半腱肌。
- 半膜肌。
- 股二头肌。

体位

- 患者:俯卧位。
- 医生:站在触诊的一侧。

指导

- 用 3 个手指触诊坐骨结节。
- 移动你的手指到坐骨结节的下方。
- 为了触诊准确,让患者伸展髋关节(并弯曲膝盖),你会感觉到在手指下的肌肉收缩。

临床拾遗

腘绳肌拉伤是一种常见的损伤,通常发生在从事体育运动的人身上。它们通常位于腹部肌肉的近端或中部。这些伤害会让人变得很虚弱,而且经常需要一段时间才能痊愈。对那些由于肌腱的血液供应相对较差而且更接近源头的人来说,尤其如此(Ali & Leland,2012)。

在一些患者中,当肌腱收缩时,在坐骨结节附近可能会有异常的压痛感。这些患者有可能是坐骨结节的崩裂性骨折。这些伤害称为关节突损伤,在青少年中,其比其他年龄段的人更常见(McKinney 等,2009;Prentice,2011)。

股动脉搏动

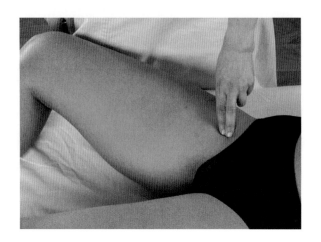

体位

- 患者:仰卧位,髋关节轻微屈曲、外展、外旋(FABER 位置)。
- 医生:站在触诊的一侧。

指导

- 触诊 ASIS。
- 触诊耻骨结节。
- 把你的第 2 个和第 3 个手指的指尖放在这两种结构的中间,施加轻压力。
- 你应该能感觉到手指下的股动脉脉搏。

病例分析

病史

一位 45 岁的男性来到你的诊所,抱怨右髋部疼痛。疼痛始于上个月,他在踢足球时被对方拦截到腿。患者说,在近两周内疼痛加剧,主要是在腹股沟区域。他说,在清晨或长时间保持一个姿势后,会感到僵硬。他使用冰块来缓解疼痛,可在很短的时间内能减轻疼痛,并说,在长时间的热水淋浴后,疼痛也减轻了。患者是单身,住在三层无电梯的公寓里。他是一家银行的副总裁,每天需要坐着好几个小时来工作。周末,他参加足球联赛踢球。

- 仅根据这些信息,最有可能的 3 种诊断是什么?

检查

既往病史	没什么疾病
药物	萘普生钠<抗炎药>
观察	步态中的正确站姿时间减少,右下肢外旋
主动关节活动度	右髋关节屈曲 0°~98°,向外旋转 0°~40°,向内旋转 0°~15°,外部旋转 0°~45°
被动关节活动度	和主动关节活动一样,在屈曲和内旋的末端范围内疼痛
徒手肌力试验	在正常范围内的徒手肌力试验中,除了右髋关节屈曲=4-/5(第二位疼痛), 　　内部旋转=3+/5(继发性疼痛)
特殊试验	FABER 试验阳性 冲刷试验阳性 骶部推力试验阴性 骶髂关节牵引试验阴性 骶髂压缩试验阴性 Gaenslen 试验阴性 主动直腿抬高试验阴性
其他	右髋关节囊状结构 右下长轴牵张可减轻疼痛

- 根据主观和客观的信息,最有可能的 2 种诊断是什么?给出你排除第 3 种诊断的理由。
- 根据你的鉴别诊断,你应该触诊这个患者的哪些结构?
- 根据所提供的所有信息,你期望在触诊这些结构时会发现什么?

病例解决方案和讨论

根据病史的可能诊断

- 关节唇撕裂。
- 创伤后骨关节炎的发作。
- 股直肌紧张。

根据病史和检查的可能诊断

- 创伤性骨关节炎的发作。
- 股直肌紧张。

关节唇撕裂：髋部运动范围的包膜模式限制，加上没有报告显示髋关节，使得这个诊断被消除。

待触诊的结构

- 股直肌。
- 内收肌群。
- ASIS。
- 腰肌。

触诊结果

- 对股直肌、腰肌和所有内收肌触诊压痛。

临床推理学

- 创伤后骨性关节炎的发作：早晨和长时间的坐姿后僵硬的主观报告，用热敷来减轻症状，阳性冲刷试验，以及对髋关节运动限制的囊状结构，都表明了髋骨关节炎的早期发作。有时，关节炎是无症状的，直到发生创伤性事件时，才会被发现，而炎症会加剧并促进关节炎的发生。

- 股直肌紧张：臀部肌肉的触诊损伤、无力和压痛的症状，以及 FABER 试验阳性都与股直肌紧张一致。然而，阳性冲刷试验和包膜模式对臀部活动范围的限制并不符合这种诊断，因此排除了这种可能性。

第 10 章

膝关节和大腿

膝关节是下运动链中一个极其重要的环节。这个关节位于身体最长的 2 块骨头之间(股骨和胫骨),因此,在功能活动期间在关节处能产生很大的压缩力和剪切力。(Neumann,2010)。膝关节是一种髁突关节,它能在两个平面运动(矢状面和水平面)。尽管如此,这个关节的大部分运动主要发生在矢状面。在这个关节处的正常运动,对于诸如行走、跑步和爬楼梯等任务是必要的。关节是由几个韧带和肌肉来稳定的,它们分别提供被动和主动的稳定性(Neumann,2010)。

膝关节的功能

膝关节的主要功能是屈曲和伸展。这些骨原性运动为个体提供了必要的运动方式,使他们能够自如的爬楼梯和坐着,以及行走、跑步还有蹲坐。在这些活动中,膝关节承受很大的压力,有时可能会成为许多患者疼痛和残疾的来源(Foss,Myer,Chen & Hewett,2012)。膝关节内或周围的肿胀、僵硬或虚弱无力会对运动产生不利影响,从而使得日常生活中的活动具有挑战性。

骨解剖学

在远端,股骨像肱骨一样外展,形成了内上髁和外上髁(图 10.1)。在内上髁上有一个叫收肌结节的骨性标志。在上髁的远端是股骨的关节面——内侧髁和外侧髁。髁突成凸型,并与胫骨近端关节面相连,它是凹形的,形成了胫股关节。在内侧髁和外侧髁之间有髁间窝,这是前交叉韧带(ACL)和后交叉韧带(PCL)的间隙(Moore,Agur & Dalley,2011)。

股骨远端前侧是滑车切迹 (图 10.1)。这个凹陷是髌骨连结处,形成髌骨关节(PFJ)。这个关节,虽然不参与膝关节的整体运动,但对于恰当的膝关节结构是非常重要的。髌骨不是一根固定的骨头,而是身体中最大的籽骨,它的功能是增加股四头肌的机械优势(Moore 等,2011;Neumann,2010)。髌骨有三个方面——一个外侧面,一个内侧面,和一个内偏面(图 10.2)。内偏面是最内侧的,只有在膝关节屈曲的极端位置

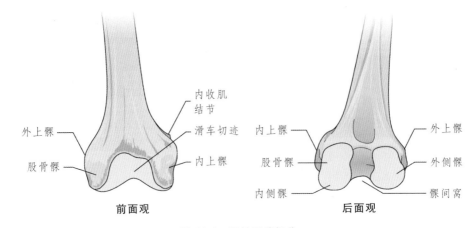

图 10.1　股骨远端部分。

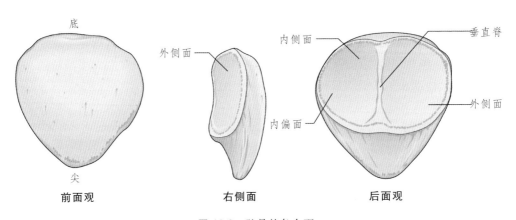

图 10.2　髌骨的各个面。

时与股骨关节。在膝关节运动中,髌骨移动,改变其相对于股骨的位置,从而影响髌骨与股骨的接触界面。髌骨在膝关节屈曲时下移,伸膝时向上移动。此外,髌骨具有倾斜和旋转的能力(Moore 等,2011;Neumann,2010)。

胫骨是一根长骨,有助于形成胫股关节和距小腿关节。除胫骨关节面外,胫骨近端有内侧髁和外侧髁。胫骨的外侧髁(Gerdy 结节)是髂胫束(ITB)附着的地方。

在胫骨的前侧,胫骨髁的下方是胫骨粗隆(图 10.3)。这是一个重要的标志,因为它是髌骨肌腱附着的地方。胫骨的后内侧部分是鹅足囊,由三根肌腱形成的:缝匠肌、股薄肌和半腱肌(Moore 等,2011)。

软组织解剖学

有几块肌肉起源于大腿,穿过膝关节,附着于胫骨。股四头肌位于大腿前部,由 4 块肌肉组成:股直肌、股内侧肌、股外侧肌、股中间肌。总的来说,这些肌肉共同作用使

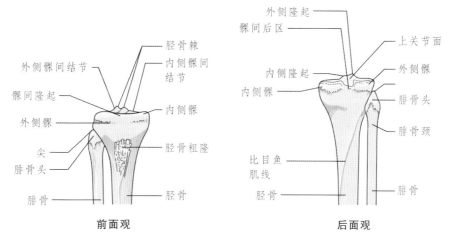

图 10.3　胫骨近端部分,包括胫骨关节面。

膝关节伸展,而股直肌也可以屈曲髋关节。在股四头肌活动收缩期间,应能够看到髌骨向上方滑动(图 10.4,前)(Moore 等,2011)。

在大腿的后侧是腘绳肌。这个肌群由 3 块肌肉组成:半腱肌、半膜肌和股二头肌

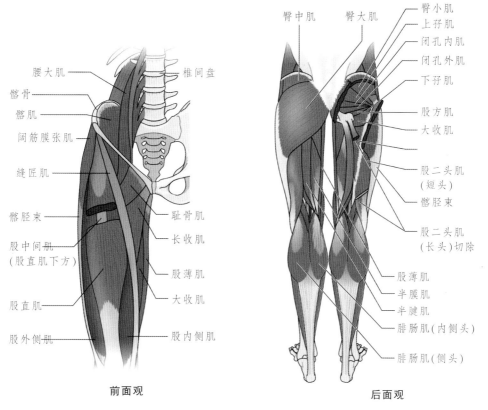

图 10.4　膝关节肌肉。

（图 10.4，后）。股二头肌有一个短头和一个长头。总的来说，这 3 块肌肉共同作用使膝关节屈曲，正如前面提到的，除了肱二头肌的短头以外，其他肌肉都能伸展髋关节。此外，腘绳肌及其胫骨附着体在膝关节的水平面运动中起着一定的作用。当膝关节屈曲时，胫骨可以内外旋转。内侧腘绳肌（也就是半腱肌和半膜肌）在内旋胫骨，而外侧腘绳肌（也就是股二头肌）在外旋胫骨（Moore 等，2011）。

胫骨的上内侧是鹅足囊。缝匠肌、股薄肌和半腱肌都在这里附着。缝匠肌是最前面的，而半腱肌是最后面的。在这 3 个肌腱的深处是鹅足囊（Moore 等，2011）。

膝关节周围除了有骨和肌肉维持稳定性外，还有 4 个主要的韧带增加关节的稳定性。这些韧带中的 2 个，前交叉韧带和后交叉韧带，分别为膝关节提供前后稳定。这些韧带在关节内，因此不能直接触及（Moore 等，2011；Neumann，2010）。内侧副韧带（MCL）和外侧副韧带（LCL）分别位于关节的内侧和外侧（图 10.5）。这些韧带是关节外的，可以作为临床检查的一部分被触诊。它们的作用是，在运动过程中为膝关节提供内侧和外侧的稳定性（Moore 等，2011；Neumann，2010）。

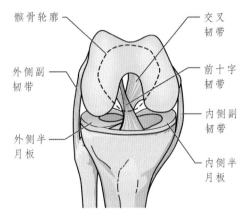

图 10.5 胫股关节韧带。

在股骨髁和胫骨关节面之间的是半月板。半月板的主要功能是降低股骨髁和胫骨关节面之间的压缩力。内侧半月板呈 C 形，MCL 和半膜肌都附着于它。外侧半月板是环形的，腘肌附着于它。半月板的大部分区域是无血管和神经的，这就意味着半月板基本上缺乏血液供应和神经支配。半月板外侧部分是一个例外（外 1/3），它有血液供应，因此，有能力自行愈合（Danzig，Resnick，Gonsalves & Akeson，1983；Moore 等，2011；Neumann，2010）。

腘肌对膝关节生物力学研究具有非常重要的意义。由于股骨内侧髁和外侧髁的长度不同，胫骨在膝关节伸展最后 10°时向外旋转，以达到膝关节末端（全）伸展；这就是所谓的"拧紧机制"。腘肌负责解除拧紧机制，使膝关节屈曲（Moore 等，2011；Neumann，2010）。

神经血管解剖学

腘窝是在膝关节后部的三角形凹陷。上边界是由腘绳肌肌腱形成，腓肠肌的头部形成下边界。在腘窝的深处是腘动脉、腘静脉和胫神经。这些血管深入腘肌中。腘动脉是股动脉离开大收肌后的直接延续。这条动脉可以在腘窝的中心触诊到（Moore 等，2011）。它穿过比目鱼肌肉的空隙，然后分成胫前和胫后动脉（图 10.6）。

　　几条神经沿着膝盖和大腿的前后两侧下行。在大腿的前部是股神经的皮支。这条神经,连同股外侧皮神经,支配着大腿前侧和外侧的皮肤(Moore 等,2011)。膝盖下面是隐神经,它是股神经最大的皮支。它支配的髌骨以下的皮肤,以及小腿的前侧和内侧。在大腿后面是股后皮神经,它支配大腿后侧的皮肤(图 10.7)(Moore 等,2011)。

触诊

　　在下面的内容中,我们将介绍 7 种骨性结构和 13 种软组织结构的触诊技术。

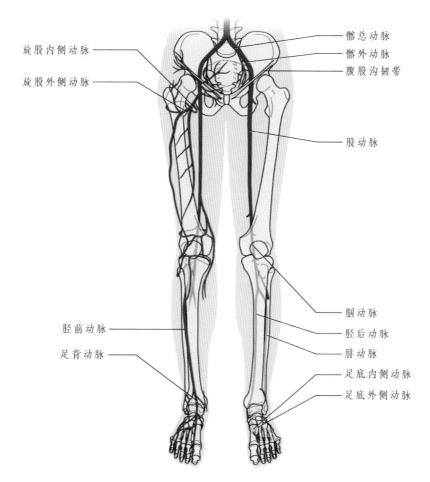

旋股内侧动脉

旋股外侧动脉

髂总动脉

髂外动脉

腹股沟韧带

股动脉

腘动脉

胫后动脉

腓动脉

足底内侧动脉

足底外侧动脉

胫前动脉

足背动脉

图 10.6　下肢主要动脉。

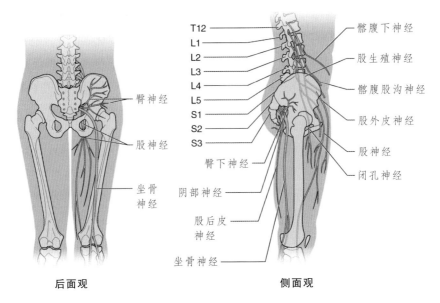

后面观   侧面观

图 10.7   大腿前、后神经。

髌骨

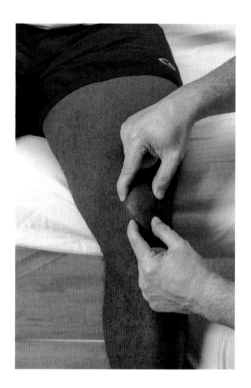

体位

- 患者:坐在诊疗床边缘,膝盖弯曲至 90°。
- 医生:坐位,面对患者触诊的一侧。

指导

- 沿着大腿远端的前侧触诊。
- 首先会感觉到一宽阔的骨边缘(髌骨上端)。
- 然后继续往下移动你的手指,触诊髌骨。
- 下端是狭窄的骨边缘。

　　当对髌骨进行触诊时,重要的是评估是否压痛、肿胀,或者是否在整个髌骨周围有肿胀(Magee,2008;Sturgill,Snyder Mackler,Manal & Axe,2009)。除了触诊骨性标志外,还应该评估髌骨的灵活性,方法是在伸膝和股四头肌放松时,向各个方向移动髌骨,以评估是否疼痛或乏力,或者两者都有(Magee,2008)。

股骨内侧髁

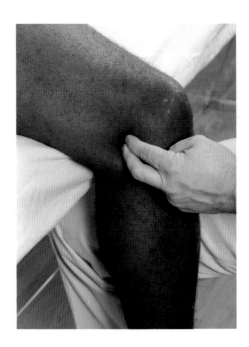

体位

- 患者:坐在诊疗床边缘,膝盖弯曲至 90°。
- 医生:坐位,面对患者触诊的一侧。

指导

- 触诊髌骨上端。
- 将你的手指移动到股骨的远端, 直到在股骨的远端部位感觉到有一个巨大的骨突出。

股骨外侧髁

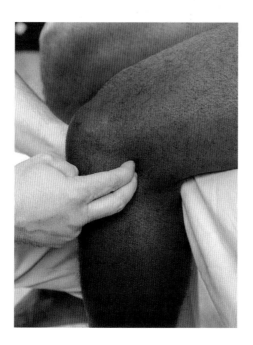

体位

- 患者:坐在诊疗床边缘,膝盖弯曲至 90°。
- 医生:坐位,面对患者触诊的一侧。

指导

- 触诊髌骨上端。
- 将你的手指横向移动,直到在股骨远端的外侧面感觉到有一个巨大的骨突出。

胫骨内侧髁

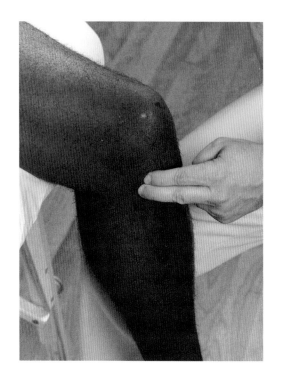

体位

- 患者：坐在诊疗床边缘，膝盖弯曲至 90°。
- 医生：坐位，面对患者触诊的一侧。

指导

- 触诊股骨内侧髁。
- 手指向下移动，触诊股骨和胫骨之间的关节间隙。
- 继续往下移动，直到在胫骨近端、内侧部感觉到有一个巨大的骨突起。

胫骨的内侧髁

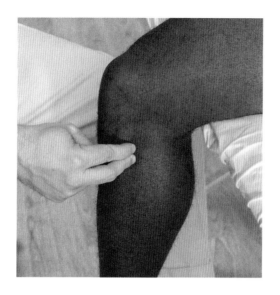

体位

- 患者:坐在诊疗床的边缘并把膝盖弯曲 90°。
- 医生:坐在面对患者进行触诊的一侧。

指导

- 触诊股骨外侧髁。
- 轻微的向下移动手指,触诊股骨和胫骨之间的关节空隙。
- 继续向下移动手指,直到在靠近胫骨的外侧面触摸到有一个大的骨性隆起。

胫骨粗隆

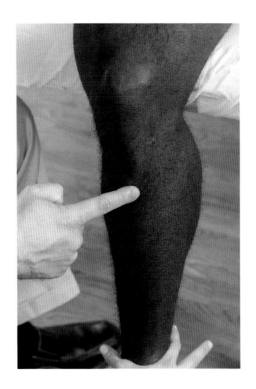

体位

- 患者：坐在诊疗床的边缘并把膝盖弯曲 90°。
- 医生：坐在面对患者进行触诊的一侧。

指导

- 使用你的示指触诊髌骨下方。
- 向下移动手指约 2.5 厘米。
- 你会摸到有一个突出的骨性隆起。

临床拾遗

这是四头肌通过髌韧带附着的地方。在这个区域有压痛感是髌骨发生病变的预兆（Pascarella 等,2011）。

收肌结节

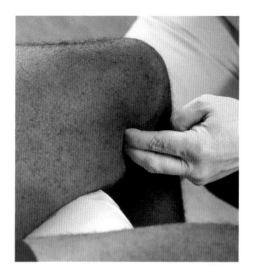

体位

- 患者:坐在诊疗床的边缘并把膝盖弯曲 90°。
- 医生:坐在面对患者进行触诊的一侧。

指导

- 触诊股骨内侧髁。
- 向上或向内上踝移动你的手指约 2.5 厘米。
- 在内侧髁的的上方,你会摸到一个小的骨性结节。

膝部和大腿区域的肌肉

肌肉	起点	止点	神经支配	作用
股直肌	髂前上棘(ASIS)	通过髌韧带附着胫骨粗隆	股神经(L2–L4)	膝关节伸展和髋关节弯曲
股外侧肌	大转子和粗线的外侧唇	通过髌韧带附着胫骨粗隆	股神经(L2–L4)	膝关节伸展
股内侧肌	粗线的内侧唇	通过髌韧带附着胫骨粗隆	股神经(L2–L4)	膝关节伸展
股中间肌	前外侧股骨	通过髌韧带附着胫骨粗隆	股神经(L2–L4)	膝关节伸展
缝匠肌	髂前上棘前上方(ASIS)	胫骨前内侧(鹅足囊)	股神经(L2–L4)	髋关节弯曲、外展和外旋,膝关节弯曲
股薄肌	耻骨下方分支	胫骨前内侧(鹅足囊)	闭孔神经(L2–L4)	髋关节外展、膝关节弯曲
半腱肌	坐骨结节	胫骨前内侧(鹅足囊)	坐骨神经(L4–S3)	髋关节伸展、膝关节弯曲和胫骨内旋
半膜肌	坐骨结节	胫骨后内侧	坐骨神经(L4–S3)	髋关节伸展、膝关节弯曲和胫骨内旋
股二头肌	长头:坐骨结节 短头:股骨后方	腓骨头	坐骨神经(L4–S3)	髋关节伸展(只有长头);膝关节弯曲和胫骨外旋
阔筋膜张肌	髂前上棘前上方,髂前下棘前方	髂胫束(ITB)附着在 Gerdy 结节(胫骨外侧髁上关节面)	臀上神经(L4–S1)	髋关节伸展、内旋外展
腓肠肌	内侧头:股骨结节内侧 外侧头:股骨结节外侧	跟骨跟腱的后部	胫神经(L4–S1)	膝关节弯曲,踝部跖曲
腘肌	外侧半月板,股骨结节外侧	胫骨上方到比目鱼肌线的背侧面	胫神经(L4–S1)	膝关节弯曲(稳固膝关节)

股内侧肌

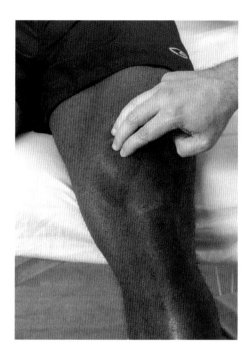

体位

- 患者：坐在诊疗床的边缘并把膝盖弯曲 90°。
- 医生：坐在面对患者进行触诊的一侧。

指导

- 触诊大腿内侧。
- 用 3 个或者 4 个手指触诊，沿着股内侧肌的纤维向下触诊到大腿内侧。
- 为了触诊准确，需要患者做灵活的膝关节伸展活动。

小贴士

- 这些肌肉，与股中间肌共同组成了股四头肌。
- 股中间肌位置太深，以致难以触诊。

临床拾遗

　　当创伤或手术后，或因病理而出现的关节积液时，这些四头肌的生理功能可以被抑制。这会导致膝关节在活动时控制能力减弱或者是无法维持膝关节的伸展，或者两者都会造成（Magee，2008；Sturgill 等，2009）。

股直肌

体位

- 患者:坐在诊疗床的边缘并把膝盖弯曲 90°。
- 医生:坐在面对患者进行触诊的一侧。

指导

- 触诊髂前上棘前下方(AIIS)。
- 用 3 个或者 4 个手指触诊,沿着股直肌的纤维向下触诊到大腿的前中部。
- 为了触诊准确,需要患者做灵活的膝关节伸展活动。

小贴士

你也可以在髂前上棘上通过让患者弯曲髋关节和在髂前上棘下方来触诊股直肌的起源腱。

股外侧肌

体位

- 患者：坐在诊疗床的边缘并把膝盖弯曲 90°。
- 医生：坐在面对患者进行触诊的一侧。

指导

- 触诊大转子，以及股外侧肌的起点。
- 用 3 个或者 4 个手指触诊，沿着股外侧肌的纤维向下触诊到大腿的外侧。
- 为了触诊准确，需要患者做灵活的膝关节伸展活动。

鹅足肌腱

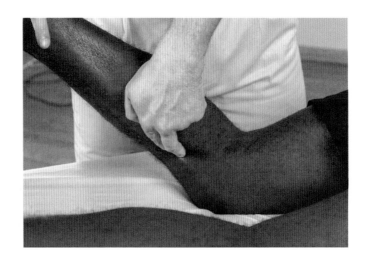

体位

- 患者:俯卧位,腿放在枕头或者是长枕上。
- 医生:站在进行触诊的一侧。

指导

- 把手指放在腘窝处。
- 居中地移动你的手指直到感觉到有一个坚硬的肌腱。
- 为了确认触诊结果,需要让患者弯曲膝关节,便可触及半腱肌的肌腱,手指也可以明显触摸到。
- 股薄肌肌腱是在半腱肌肌腱的前方。
- 缝匠肌肌腱是在最前面的位置。

小贴士

在触诊的时候大多缝匠肌都是不可触到的。但当它靠近鹅足肌腱的时候,你可能会触诊到该肌腱。为了分离肌腱,需要让患者做髋关节弯曲、外展和外旋的活动。

半膜肌

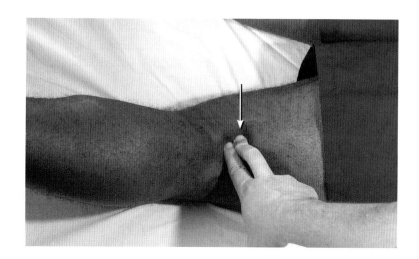

体位

- 患者:俯卧位,腿放在枕头或者是长枕上。
- 医生:站在进行触诊的一侧。

指导

- 触诊半腱肌肌腱。
- 在肌腱的另外一侧增加压力，然后会感到有一个宽阔的柔软的结构深入到半腱肌。
- 为了触诊准确,需要让患者做膝部弯曲动作。

股二头肌

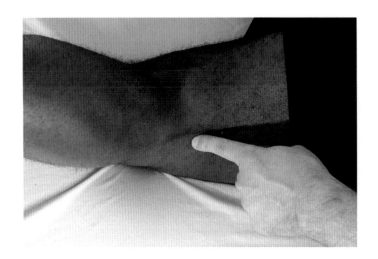

体位

- 患者:俯卧位,腿放在枕头或者是长枕上。
- 医生:站在进行触诊的一侧。

指导

- 把你的手指放在腘窝处。
- 向外侧移动你的手指,直到感觉到有一个坚硬的肌腱。
- 为了触诊准确,需要让患者做弯曲膝关节动作,你会感觉到肌腱收缩,并看到它变得更明显。

阔筋膜张肌和髂胫束

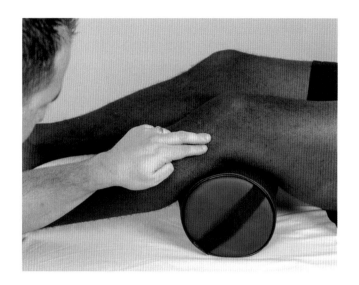

体位

- 患者:仰卧位,膝盖放在枕头或者是长枕上。
- 医生:站在进行触诊的一侧。

指导

- 触诊髂前上棘(ASIS)和髂嵴外侧。
- 用 2 个手指触诊,向外下方移动手指直到髂前上棘。
- 为确认触诊的阔筋膜张肌在其起源,需要患者做髋关节外展活动。
- 向远侧移动手指,沿着大腿外侧继续触诊髂胫束,直到它至胫骨外侧髁上的远端附着点。

临床拾遗

　　髂胫束经常在胫骨外侧髁上变得紧绷或撕裂。这会引起炎症和疼痛,特别是在需要重复的屈膝和伸展时,如跑步或者是骑自行车。在某些患者中,髂胫束有纤维附在髌骨外侧支持带上,由于额外的张力,其可能会变得紧绷并横向拉扯髌骨(Strauss,Kim,Calcei & Park,2011)。

腓肠肌

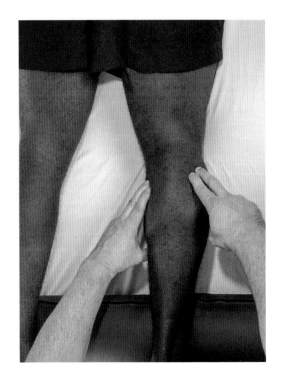

体位

- 患者：俯卧位，把脚放在枕头或长枕上。
- 医生：站在进行触诊的一侧。

指导

- 沿着小腿后侧进行触诊。
- 为了触诊准确，需要患者做踝部跖屈动作。
- 你可以将手指向上移动到膝部来分离腓肠肌的内侧头和外侧头，两者分别起源于股骨内侧髁和股骨外侧髁。

小贴士

- 为了触诊比目鱼肌，需要被动地弯曲膝关节，将你的手指移动到腓肠肌后内侧，然后小心地把你的手指放在腓肠肌的下面。
- 为了触诊准确，需要患者在膝关节弯曲的同时，做踝部跖屈动作。

腘肌

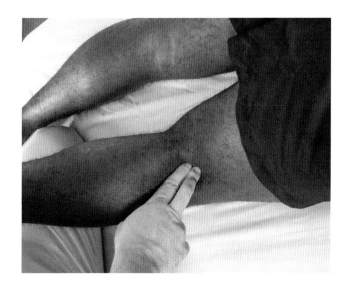

体位

- 患者：俯卧位，把小腿放在医生的大腿或者是长枕上。
- 医生：站在进行触诊的一侧，稍微远离患者的膝部（把膝部放在诊疗床上，支撑着患者的小腿）。

指导

- 触诊近端腓肠肌肌腹的中线。
- 你的手指近端移动进入腘窝。
- 从后往前用力，缓慢地增加力度。
- 为了触诊准确，抑制膝部弯曲和胫骨内旋。

小贴士

很多人在做胫骨内旋时会有困难。在这些情况下，考虑到腘绳肌腱太位于中心，如果用足够的力量，而腓肠肌位置太深，你可以假设在手指下感受到的收缩是腘肌在抵抗膝部的弯曲。

内侧副韧带

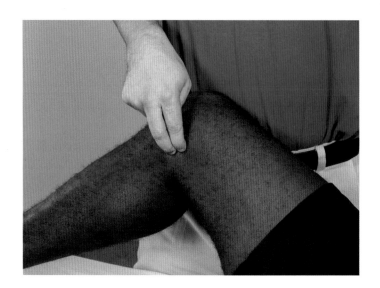

体位

- 患者:仰卧位,膝部弯曲 70°~90°。
- 医生:站在进行触诊的一侧。

指导

- 触诊股骨踝内侧。
- 触诊胫骨踝内侧。
- 使用 2~3 个手指进行触诊。触诊从股骨踝内侧到胫骨踝内侧。
- 当内侧副韧带穿过内侧关节线时,它在这两个骨性标志之间走行。

小贴士

　　一旦你确定了自己的方向,并发现内侧副韧带的中间物,为了更好地触诊近端和远端的内侧副韧带,你可能会想要减少膝部弯曲约 30°。在这个角度看,在内侧副韧带上还有更多的收缩,使得它很容易可以辨认出(Laprade & Wijdicks,2012)。

临床拾遗

　　当膝部遭受到外翻的压力时,这个韧带通常都会受损。在触诊中,在你施加外翻力到膝部上时,可以评估一下内侧关节线的压痛和间隙 (Laprade & Wijdicks,2012)。

外侧副韧带

体位

- 患者：仰卧并四肢放置在 FABER 体位（髋关节弯曲、外展、外旋、膝关节弯曲 90°）。
- 医生：站在进行触诊的一侧。

指导

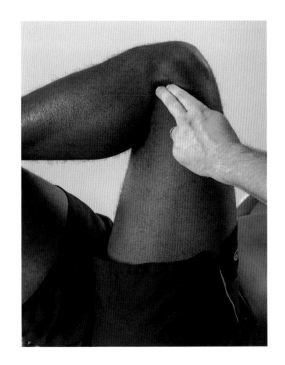

- 用 2 个或 3 个手指触诊股骨外侧髁。
- 向下移动你的手指触诊腓骨头。
- 从股骨外侧髁触诊到腓骨头。
- 当外侧副韧带穿过外侧结合线时，它在这两个骨性标志间走行。
- 这根韧带的触感像一根吉他弦。

小贴士

一旦你确定了自己的方向并找到外侧副韧带的中间物，为了更好地触诊外侧副韧带的近端和远端部分，你可能会想要减小膝关节弯曲的角度约 30°。在这个角度，更多的张力会施加在外侧副韧带上，使它很容易辨认（Meister，Michael，Moyer，Kelly & Schneck，2000）。

临床拾遗

当膝关节遭受到外翻力的时候，这个韧带很容易受损。在触诊期间，当你施加外翻力在膝关节处时，应该评估一下外侧关节线的压痛和间隙（Meister 等，2000）。

内侧半月板

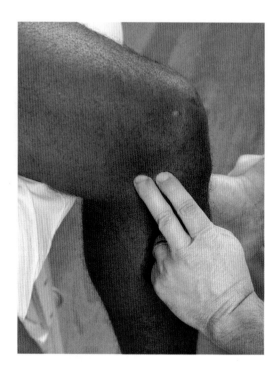

体位

- 患者：坐在诊疗床的边缘并将膝关节弯曲 90°。
- 医生：坐在面对患者进行触诊的一侧。

指导

- 触诊股骨内侧髁。
- 触诊胫骨内侧髁。
- 触诊股骨内侧髁和胫骨内侧髁之间的关节间隙。
- 沿着关节空隙从前面移动你的手指到后面，感受整个内侧半月板。

临床拾遗

在触诊时，应评估关节线的压痛，这可能是内侧半月板撕裂的表现（Couture 等，2012）。

外侧半月板

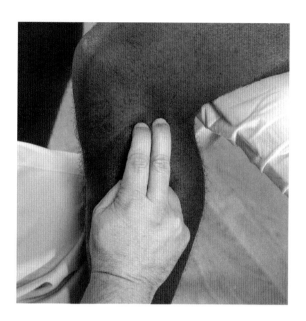

体位

- 患者:坐在诊疗床的边缘并将膝关节弯曲90°。
- 医生:坐在面对患者进行触诊的一侧。

指导

- 触诊股骨外侧髁。
- 触诊胫骨外侧髁。
- 在股骨外侧髁和胫骨外侧髁之间触诊关节空隙。
- 沿着关节空隙从前面移动你的手指到后面,感受整个外侧半月板。

在触诊期间,应评估关节线的压痛,这可能是外侧半月板撕裂的表现(Coture 等,2012)。

病例分析

病史

一位 14 岁的女孩出现在你的诊所,主诉她的左膝已经疼痛了 1 个月。患者说,膝部疼痛的位置是在膝部的前面,疼痛是断断续续的,在上楼梯时,或是长时间的屈膝坐和在踢足球跑动时,都会感到疼痛。她回想不起来任何的外伤事故。她的家人一起住在一个二层的公寓里面,进入大楼要上八级楼梯,公寓的入口是水平的。她踢足球,每周训练 4 次,每次 2 个小时,周末的时候会打比赛。

- 仅根据这些主观的信息,最有可能的 3 种诊断是什么?

检查

既往病史	没有记录
药物	艾德维尔
观察	负重时距小腿关节内旋 膝反屈
主动关节活动度	在正常的范围内,弯曲最大时会疼痛
被动关节活动度	和主动关节运动一样
徒手肌力试验	在正常的范围,除了左侧四头肌的 4–/5,髋关节外展 3+/5 和髋关节内旋 4/5
特殊试验	左侧降压试验阳性(疼痛和偏心失控) 左侧 Clarke 征阳性 左侧髌骨磨擦试验阳性
其他	左侧站立时间减少

- 根据主观和客观的信息,最有可能的 2 种诊断是什么?给出排除第 3 种诊断的原因。
- 根据你的鉴别诊断,你应该触诊患者的哪些结构?
- 根据给出的所有信息,你希望触诊这些结构时会发现什么?

个案解决方法和讨论

根据病史的可能诊断

- 髌下脂体发炎。
- 髌腱炎。
- 髌股关节疼痛综合征。

根据病史和检查的可能诊断

- 髌腱炎。
- 髌股关节疼痛综合征。
- 髌下脂体发炎：疼痛的位置，以及久坐疼痛，连同特殊试验的阳性结果，使这个诊断不太可能。当然，在这些试验中还不能完全的排除这种可能性。

待触诊的结构

- 髌韧带。
- 胫骨粗隆。
- 收肌结节。
- 髌下脂体。

这种诊断严重依赖于触诊结果，所以在完成检查前不能够完全的排除。因此，髌下脂体依然是触诊的结构之一，以确定排除这种诊断的可能性。

触诊结果

- 触诊左侧髌韧带（近端）的敏感度。
- 对胫骨粗隆和远端髌韧带的触诊不敏感。
- 触诊左侧收肌结节的敏感度。
- 对左侧髌下脂体的触诊不敏感。

临床推理

- 髌腱炎：患者有关膝部有疼痛感和疼痛的位置，步态的异常，特殊试验阳性和左侧股四头肌无力，髋关节外展，外旋无力，还有触诊压痛，这些都与髌腱炎一致。尽管很可能就是这个诊断，但这不是我们的主要诊断，因为在整个髌韧带触诊中缺乏压痛，但是，要注意的是，这种情况经常与髌股关节疼痛综合征同时发生。

- 髌股关节疼痛综合征：患者有关膝部有疼痛感和疼痛的位置，步态的异常，特殊试验阳性和左侧股四头肌，左侧外展肌和外旋肌无力，以及触诊压痛，都提示是髌股关节疼痛综合征。除此之外，患者的姿势（左侧距小腿关节内翻和膝反屈）和活动程度都使她有患髌股疼痛综合征的风险。

第 11 章

小腿、踝关节和足部

小腿、踝关节和足部是由很多骨、肌肉和关节组成的复杂系统。足是行走过程中与地面接触的动力链的一部分，因此是第一个负责将力从地面向上传递到动力链的环节(Neumann，2010)。这些力量的适当分布和吸收对预防膝盖、臀部和背部疼痛至关重要。这需要整个下肢韧带、肌肉和下肢的其他软组织共同协调作用。

足部和踝关节的功能

足部和踝关节是骨、关节和软组织的动态集合，负责促进整个步态周期的灵活性和稳定性。与身体的其他关节不同，踝关节和足部的独特之处在于它们不按传统的基本运动屏幕运动。在踝关节和足部中，所有的运动都围绕着一个斜轴进行，使得踝关节和足部可以进行内转和外旋运动。在开链中，外旋包括跖屈、内翻、内收。相反，内旋包括背屈、外翻和外展(Neumann，2010)。

步态周期是相当复杂的，所以在本书的范围中不会详细的讨论。然而，步态周期基本上可以分为摆动阶段和站立阶段。站立阶段发生在当足部与地面接触，并且被细分为后跟着地、足着地、站位中间期、跟离地和脚趾离地时。摆动阶段发生在当足不与地面接触，并且被细分为早期摆动、中期摆动和晚期摆动时。为了完全的讨论步态动力学，读者需要查阅一篇人体运动学文章(e.g.，Loudon，Manske & Reiman，2013)。

从后跟着地到站位中间期，足部的主要功能是适应地面和从地面传递压力到踝关节。这种灵活性是通过骨和关节高效的协调的相互作用来实现的。反过来说，这可以通过多重关节的内转实现，特别是解锁踝关节和足部，使得在接受重力的时候更柔软。

从后跟离地到脚趾离地，足部和踝关节的角色改变了，这对足部和踝关节变成刚性杠杆推动身体前进是必要的。其是通过足部和踝关节的多重关节的旋后完成的，首先锁定足部，然后需要推出来创造一个刚性杠杆(Neumann，2010)。

骨解剖学

胫骨和腓骨(图 11.1)都向外突出,分别形成内侧髁和外侧髁。在胫骨和腓骨之间是小腿骨间膜,负责增加骨的稳定性和在骨之间传递压力。远端腓骨–胫骨(tib-fib)关节被认为是一个联合关节,运动很少和韧带支持强大。这与近端的胫骨腓骨关节形成对比,近端的 tib-fib 起滑膜关节的作用并在踝关节运动中发挥作用。在踝关节的背屈和跖屈时,在近端的 tib-fib 关节、腓骨和胫骨分别向后移动和向前移动,还有背屈中有轻微的向上运动(Moore,Agur & Dalley,2011;Neumann,2010)。

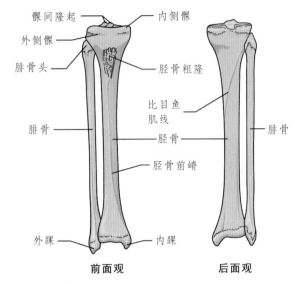

图 11.1 胫骨和腓骨的各个面。

胫骨和腓骨的远端是跗骨。7 块跗骨组成了踝关节:跟骨、距骨、足舟骨、中间楔骨、内侧楔骨、外侧楔骨和骰骨(图 11.2)。远端胫骨和腓骨的凹面与距骨相连,形成了距小腿关节。这是一个滑膜关节,它的大部分运动都是背屈和跖屈。然而,由于轴的倾斜,会产生一些内转和外旋的动作。关节的被动稳定是由关节的内侧和外侧韧带联合提供的(Moore 等,2011)。这些韧带会在稍后内容中讨论。

距小腿关节的远端是距下关节,这个关节是由跟骨和距骨组成。这个关节也有一个倾斜的轴,与距小腿关节的轴相比,这个倾斜轴所致的角更加垂直。几条韧带对这个关节起固定作用,没有哪一条可以直接触诊到,因此也不会详细讨论(Moore 等,2011)。

距下关节的远端是跗骨间关节。这个关节被细分为跟骰关节和距舟关节。跟骰关节的功能是在负重运动中增加足中段的稳定性。另一方面,距舟关节高度灵活,可以最大程度的内转和外旋。在这个关节上,三平面的运动是真实存在的。外旋是跖屈、内收、内翻的综合,而内旋是背屈、外展和外翻的综合。这个三平面的运动使足部能适应移动过程中地形的变化(Moore 等,2011;Neumann,2010)。

足部的解剖结构(图 11.2)是很复杂的,这是由于很多骨、关节和韧带不仅为足部提供稳定性,还允许在多个平面上运动。跗骨的远端是 5 块跖骨,是许多小腿肌肉的附着点。远端到跖骨是趾骨,所有的趾骨除了大脚趾(第 1 趾骨)没有中节趾骨外,可以被分为近节趾骨、中节趾骨和远节趾骨。这些小小的骨头在足部可以帮助形成跗跖

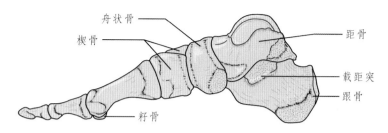

舟状骨　楔骨　距骨　载距突　跟骨　籽骨

内侧观

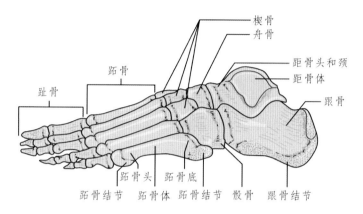

楔骨　舟骨　距骨头和颈　距骨体　跟骨　跖骨　距骨　趾骨

跖骨头　跖骨底　跖骨结节　跖骨体　跖骨结节　骰骨　跟骨结节

外侧观

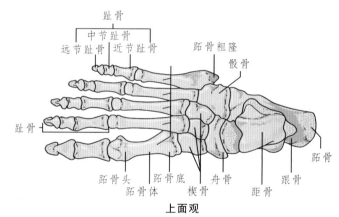

趾骨　中节趾骨　远节趾骨　近节趾骨　距骨粗隆　骰骨　趾骨

跖骨头　跖骨底　舟骨　距骨　跟骨　跖骨体　楔骨

上面观

距骨结节　骰骨　腓骨长肌沟　距骨　跟骨结节　跟骨　趾骨

籽骨　楔骨　舟骨　距骨　载距突

下面观

图 11.2　足部和踝关节的骨。

骨(TMT)关节、跖趾骨(MTP)关节、近端指节间(PIP)关节和远端指节间(DIP)关节。第1个MTP关节对于平衡是最重要的关节,同时在足部功能中也有一定的重要性,因为在矢状面上也可以做很多的动作,这对于适当的推出是很有必要的(Moore等,2011;Neumann,2010)。

软组织解剖学

小腿的肌肉被分为几个部分。小腿前部分包含了4块重要的肌肉——胫骨前肌、趾长伸肌、跗长伸肌和第3腓骨肌(图11.3)。这些肌肉共同作用于背屈踝关节和伸展脚趾。

一条坚韧的筋膜带,叫前肌间隔,其把小腿的前部和外侧部分开。在腓骨的外侧是小腿外侧的隔室。这个隔室只包含2块肌肉——长腓骨肌和短腓骨肌(也被称为腓骨长肌和腓骨短肌)。这些肌肉一起可以做踝关节外翻的动作(图11.3)(Moore等,2011)。

在小腿的后侧是后隔室。这是最大的一个隔室,因此通过横肌间的隔膜被分为浅层和深层。浅层前隔室包含3块共同作用于踝关节跖屈的肌肉——腓肠肌、比目鱼

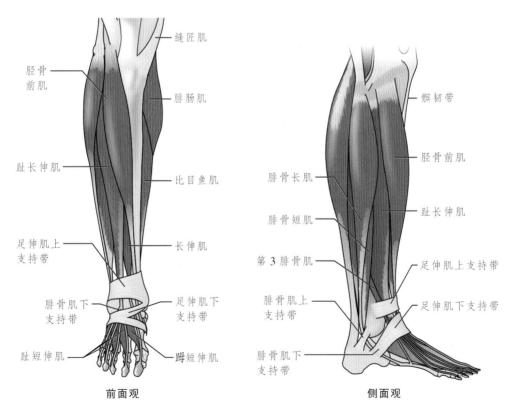

前面观　　　　　　　侧面观

图11.3　踝关节的外在肌肉。

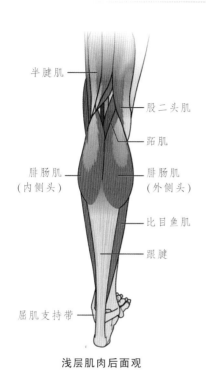

浅层肌肉后面观

中层后面观

半腱肌

股二头肌

跖肌

腓肠肌
(内侧头)

腓肠肌
(外侧头)

比目鱼肌

跟腱

屈肌支持带

跖肌

腘肌

比目鱼肌

跟腱

腓骨长肌

趾长屈肌

腓骨短肌

屈肌支
持带

肌、跖肌(图 11.4)。这些肌肉全部都有一个共同附着点进跟腱,一段致密的结缔组织附着在跟骨后侧远端(Moore 等,2011)。

在小腿深层隔室是胫骨前肌、趾长屈肌和长屈肌。这些肌肉共同跖曲踝关节,除此之外,趾长屈肌和长屈肌则是弯曲脚趾。胫骨后肌也是一个主要的内转肌。在深层后隔室,这些肌肉的肌腱都穿过内踝的后面和屈肌支持带的下面。从前面到后面,依次的结构是:胫骨后肌、趾长屈肌、胫骨后动脉、经脉和神经和长屈肌(图 11.4)(Moore 等,2011)。

脚底是与手掌在肌肉很多都位于相对较小的区域是相似的。脚底上有 19 块肌肉。直接的,在皮肤下面就是足底腱膜(筋膜),足底腱膜是一段致密的结缔组织,有着两个功能。首先,它保护在这片

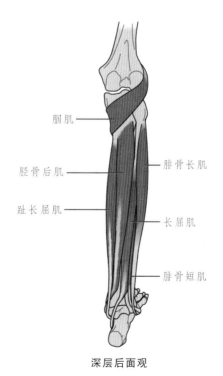

深层后面观

腘肌

胫骨后肌

趾长屈肌

腓骨长肌

长屈肌

腓骨短肌

图 11.4　腿部后侧肌肉。

区域的重要的结构,其次要对内侧纵弓起支持作用(Moore 等,2011)。

在足底的肌肉被分为4层(图11.5)。第一层是最浅层的,包括跗展肌、小趾展肌和趾短屈肌。第二层包括蚓状肌和足底方肌,还有胫骨前肌的肌腱、趾长屈肌和长屈肌。

第三层包括跗收肌,跗短屈肌和趾短屈肌。第四层是最深一层,包括骨间跖侧肌和骨间背侧肌。所有的这些肌肉都是被足底外侧神经和足底内侧神经支配。共同的是,这些肌肉都对脚趾运动负责,但是更重要的是,它们对纵弓起支持作用和在负重运动时提供稳定性(Moore 等,2011)。

几条韧带包绕在距小腿关节周围,为踝关节提供被动稳定性。这些韧带被分为外侧复合体和内侧复合体(图11.6)。外侧副韧带(外侧复合体)跨越了整个距小腿关节的外侧。它由3条独立的韧带组成——距腓韧带(ATFL)、跟腓韧带(CFL)和距腓韧带后支(PTEL)。

这些筋膜一起共同的防止承受过多的反转力。距腓韧带是身体其中一个最容易受损的韧带(Moore 等,2011)。

在距小腿关节里面的是内侧韧带(内侧复合体),同样也称为三角韧带。它由4条韧带组成——胫距前韧带、胫距后韧带、跟腓韧带和胫舟韧带。这些韧带的起点在内踝,它们的功能是防止承受过多的外翻力。不像外侧韧带,内侧韧带是很坚韧的,相比较于内侧踝骨折,其不太可能会破裂。这些韧带都是很难直接触诊到(Moore 等,2011)。

很多在足部和踝关节的其他韧带都可以提供被动稳定性。由于它们非常的复杂,甚至是不可能清楚地触诊到它们,因此我们将不会详细地讨论它们。

神经血管解剖学

腘动脉分为胫前动脉和胫后动脉(图11.7)。胫前动脉负责小腿前隔室的供血,而胫后动脉负责小腿后隔室的供血(Moore 等,2011)。胫前动脉踝关节远端移行为足背动脉。这条动脉一直延伸进入足背,在第1和第2跖骨之间经过,可以在跗长展肌的肌腱外侧触诊到(Moore 等,2011)。外侧隔室是由腓动脉供血,腓动脉是胫后动脉的分支(Moore 等,2011)。

胫后动脉沿小腿的后隔室下行,可以在内踝后面触诊到。在比目鱼肌的起点,胫后动脉发出最大的一条分支腓(腓骨的)动脉,负责小腿侧隔室供血。在内踝的远端,胫后动脉分为足底内侧动脉和足底外侧动脉,它们是负责供血给足底(Moore 等,2011)。

坐骨神向下延伸至大腿后侧,分为腓总神经和胫神经(图11.8)。腓总神经在腓骨头处分为腓深神经和腓浅神经,分别支配前隔室和外侧隔室的肌肉(Moore 等,2011)。胫神经经过小腿后隔室,然后支配小腿后隔室的浅层肌肉和深层肌肉。这

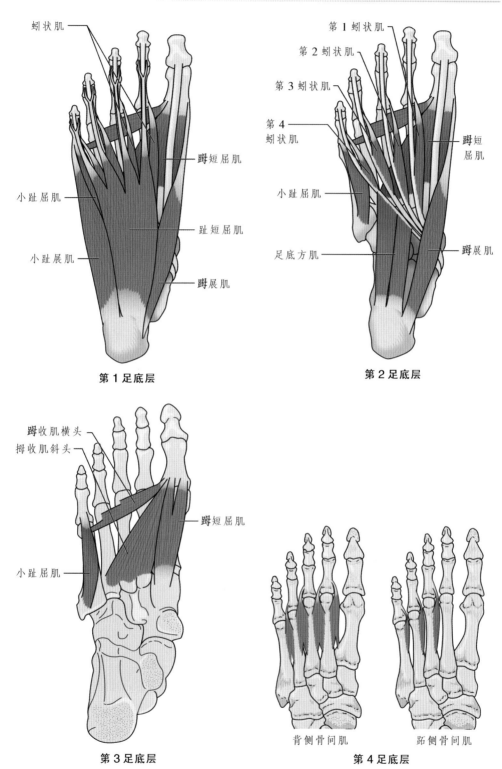

蚓状肌

第 1 蚓状肌
第 2 蚓状肌
第 3 蚓状肌
第 4 蚓状肌

踇短屈肌

小趾屈肌

趾短屈肌

小趾展肌

踇展肌

踇短屈肌

小趾屈肌

足底方肌

踇展肌

第 1 足底层

第 2 足底层

踇收肌横头
拇收肌斜头

踇短屈肌

小趾屈肌

第 3 足底层

背侧骨间肌

跖侧骨间肌

第 4 足底层

图 11.5　足底内侧肌肉。

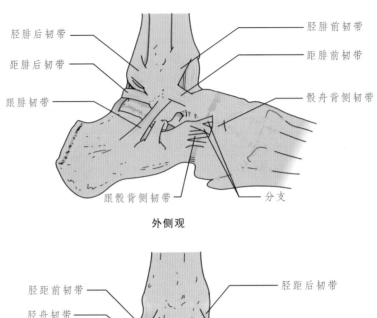

胫腓后韧带
距腓后韧带
跟腓韧带

胫腓前韧带
距腓前韧带
骰舟背侧韧带

跟骰背侧韧带
分支

外侧观

胫距前韧带
胫舟韧带
距舟背侧韧带

胫距后韧带
胫跟韧带

跟舟韧带
足底长韧带

内侧观

图 11.6   足部和踝关节的韧带。

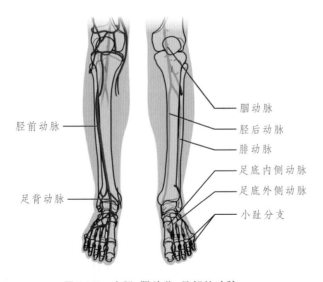

胫前动脉
足背动脉

腘动脉
胫后动脉
腓动脉
足底内侧动脉
足底外侧动脉
小趾分支

图 11.7   小腿、踝关节、足部的动脉。

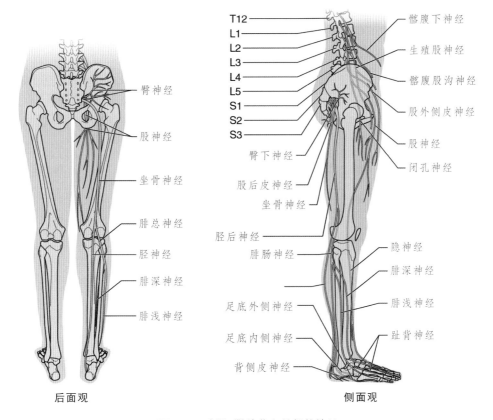

后面观　　　　　　　　　　　　侧面观

图 11.8　小腿、踝关节和足部的神经。

条神经在内踝远端分为足底内侧神经和足底外侧神经,支配足底的肌肉(Moore 等,
2011)。

触诊

　　在下面的内容中,我们将会介绍 14 块骨、14 个软组织和 2 个神经血管的触诊
方法。

腓骨头

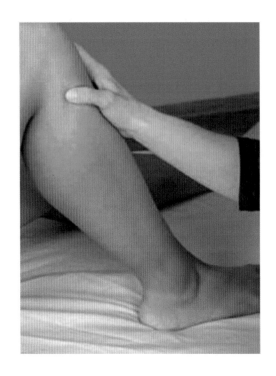

体位

- 患者:仰卧位,膝部弯曲 90°。
- 医生:站在进行触诊的一侧。

指导

- 触诊胫骨外侧髁。
- 向下方移动你的手指直到摸到一小块骨性隆起。
- 为了确认触诊结果,需要让患者做踝关节背屈和跖屈的动作;然后你的手指会触摸到腓骨头。

外踝

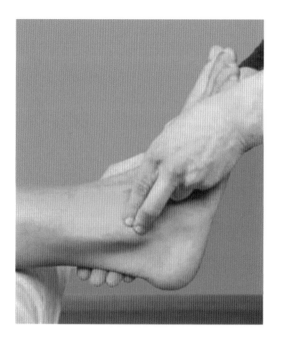

体位

- 患者:久坐,踝关节稍微离开诊疗床。
- 医生:坐着或站着面对着患者。

指导

- 触诊腓骨外侧的最后 5 厘米。
- 在腓骨的最远端,你会摸到一个骨性隆起。

临床拾遗

在触诊腓骨远端和外踝的时候,应该评估骨压痛,这有可能是腓骨骨折的迹象 (Stiell 等,1995)。

内踝

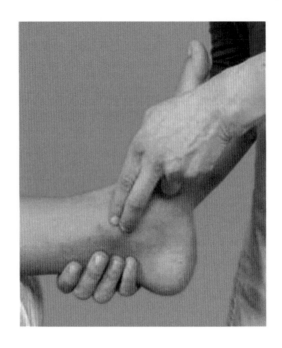

体位

- 患者:久坐,踝关节稍微离开诊疗床。
- 医生:坐着或站着面对着患者。

指导

- 触诊胫骨内侧侧的最后 5 厘米。
- 在胫骨的最远端,你会摸到一个骨性隆起。

跟骨

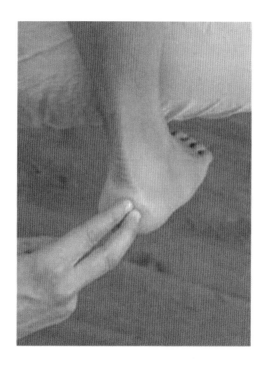

体位

- 患者:俯卧位,踝关节轻微离开桌面。
- 医生:坐着或站着面对患者。

指导

- 触诊脚后跟的中间(跟骨的后面)。
- 移动你的手指到整个骨的内侧、外侧、后部和下部。

临床经验

跟骨的内侧踝是足底筋膜的起点。对于足底筋膜炎患者可能有压痛。

距骨头

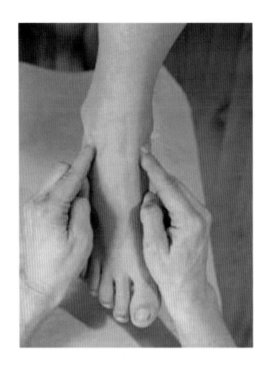

体位

- 患者:久坐,踝关节轻微离开桌面。
- 医生:坐着或站着面对患者。

指导

- 触诊内踝和外踝。
- 向前移动你的手指直到摸到距小腿关节。
- 将踝关节内翻,触诊外侧距骨头。
- 将踝关节外翻,触诊距内头。

舟状骨

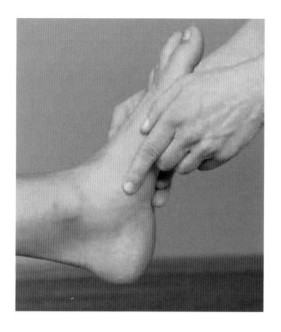

体位

- 患者:久坐,踝关节轻微离开诊疗床。
- 医生:坐着或站着面对患者。

指导

- 触诊内踝。
- 向下移动你的手指大约 1.3 厘米,向前移动你的手指 1.3~2.5 厘米,直到感觉到有一个大的骨结节(舟骨结节)。
- 向前滑动你的手指以触诊舟骨的背侧面。

楔骨

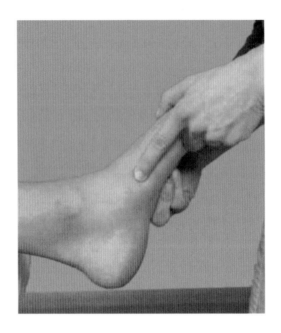

体位

- 患者:久坐,踝关节轻微离开诊疗床。
- 医生:坐着或站着面对患者。

指导

- 触诊舟骨的背侧面。
- 移动你的手指到舟骨的远端以触诊内侧楔骨。
- 继续向外侧的方向移动你的手指以触诊中间楔骨。
- 再次向外移动你的手指以触诊外侧楔骨。

小贴士

舟骨与 3 块楔骨形成关节。

骰骨

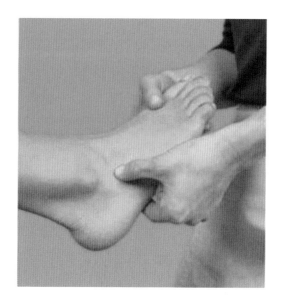

体位

- 患者：久坐，踝关节轻微离开诊疗床。
- 医生：坐着或站着面对患者。

指导

- 触诊外踝。
- 向下移动你的手指大约 2.5 厘米。
- 你会摸到一个大的骨性隆起。
- 你应该在足部的背侧和足底触诊骰骨。

第 5 跖骨结节

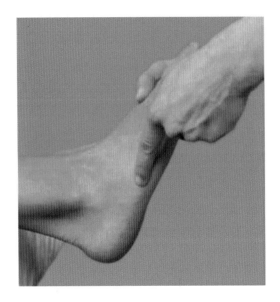

体位

- 患者:久坐,踝关节轻微离开诊疗床。
- 医生:坐着或站着面对患者。

指导

- 触诊外踝。
- 向下移动到足的外侧边缘。
- 向前移动 2.5~4 厘米,你会摸到一个骨性隆起。

临床拾遗

足外侧疼痛和第 5 趾骨结节压痛可能是预示着撕脱骨折。这通常是由于足部和踝关节损伤的内翻机制(Zwitser & Breederveld,2010),并伴有外踝扭伤。

第一束和籽骨

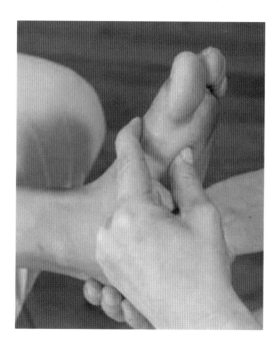

第一束包括第 1 跖骨近端和远端趾骨。籽骨位于第一个 MTP 关节的底部,在负重活动中起保护踇长屈肌腱的作用(Moore 等,2011;Neumann,2010)。

体位

- 患者:久坐,踝关节轻微地离开诊疗床。
- 医生:坐着或站着面对患者。

指导

- 触诊内侧楔骨。
- 用钳形抓握,沿着足背和足底表面向远处移动,直到你感觉到有一块长而光滑的骨头(这是第 1 跖骨)。
- 继续向远端移动,直到感觉在靠近 MTP 关节的第 1 跖骨的跖面上有 2 个小的骨结节(这些就是籽骨)。

第2~4跖骨

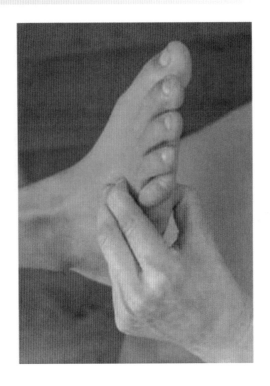

体位

- 患者:把脚踝轻轻地放在桌子上,并始终保持坐位。
- 医生:面对患者,坐位或者站位。

指导

- 对第1跖骨进行触诊。
- 横向移动,直到你感受到下一平滑的长骨(这就是第2跖骨)。
- 一直持续上述操作,直到你将所有在脚底和脚背表面的5个跖骨触诊完。

小贴士

确保你对每个跖骨体进行了评定。

临床拾遗

在两个跖骨间的走行的神经发生了炎症通常是导致前脚疼痛的一个原因。这在第3和第4跖骨之间最为常见(Morton's neuroma,莫顿神经瘤)。患者会对所涉及的关节部位感到明显的触痛,当5个跖骨都被触压时,患者会表现出疼痛感(Adams,2010)。

近节跖骨1~5

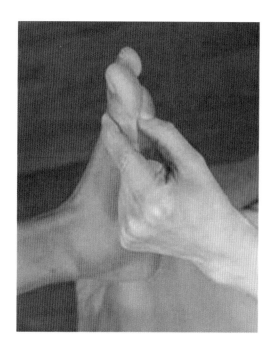

体位

- 患者:把脚踝轻轻地放在桌子上,并始终保持坐位。
- 医生:面对患者,坐位或者站位。

指导

- 对跖骨进行触诊,接着移动你的手指移动到远端跖骨与各自的近节跖骨相关节处。
- 用你的4个手指包绕骨头,沿着骨体远端的方向触诊。

中节趾骨 2~4

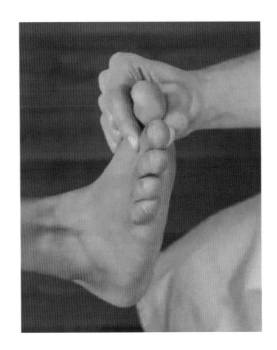

体位

- 患者:把脚踝轻轻地放在桌子上,并始终保持坐位。
- 医生:面对患者,坐位或者站位。

指导

- 对近节趾骨进行触诊。
- 移动你的手指到远端近节趾骨与各自中节趾骨关节的连接处。
- 用你的 4 个手指包绕骨头,沿着骨体远端的方向触诊。

远端趾骨1~5

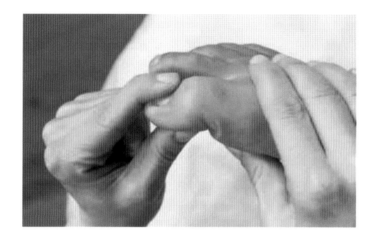

体位

- 患者:把脚踝轻轻地放在桌子上,并始终保持坐位。
- 医生:面对患者,坐位或者站位。

指导

- 对内侧趾骨进行触诊(靠近身体中央的第一个足趾)。
- 移动你的手指到远端中节趾骨与它们各自的远节趾骨的关节连接处。
- 用你的4个手指包绕骨头,沿着骨体远端的方向触诊。

小腿肌肉和和脚掌

肌肉	起点	止点	神经支配	作用
小腿				
胫骨前肌	胫骨和小腿骨间膜的外侧面	第1跖骨和中间楔骨的侧面	腓深神经(L4–L5)	足背屈和足内翻
趾长伸肌	胫骨外侧髁,腓骨前表面和小腿骨间膜	第2~5中节和远节趾骨	腓深神经(L4–L5)	伸第2~5趾,足背屈
趾短伸肌	腓骨和小腿骨间膜的前面	第1远节趾骨	腓深神经(L4–L5)	伸踇趾和足背屈
第三腓骨肌	腓骨前表面的下侧面	第1跖骨底	腓深神经(L4–L5)	足背屈和足外翻
腓骨长肌	腓骨近端侧面	第1跖骨和内侧楔骨的侧面	腓浅神经(L5–S1)	足外翻和足跖屈
腓骨短肌	腓骨远端侧面	第5跖骨粗隆	腓浅神经(L5–S1)	足外翻和足跖屈
腓肠肌	股骨外侧髁	跟骨背侧面的跟骨腱处	胫神经(S1–S2)	足跖屈和屈膝
比目鱼肌	腓骨头后面和近端腓骨,比目鱼肌线和胫骨内侧缘	跟骨背侧面的跟骨腱处	胫神经(S1–S2)	足跖屈
跖肌	骨上髁和斜腘韧带的下端	跟骨背侧面的跟骨腱处	胫神经(S1–S2)	协助足跖屈
趾长屈肌	胫骨下端的后内侧到比目鱼肌线和腓骨	第2~4远节趾骨底	胫神经(S2–S3)	屈第2~4趾,足跖屈和支撑足弓
踇长屈肌	腓骨后侧的远端和小腿骨间膜的远端部分	第1足趾的近节趾骨底	胫神经(S2–S3)	屈踇趾,支撑足内弓和足背屈
胫骨后肌	小腿骨间膜,胫骨后侧下端到腓骨后侧比目鱼肌线	舟骨粗隆、楔骨和骰骨和第2~4跖骨底	胫神经(L4–L5)	足跖曲,足内翻和支撑足内弓
足底				
踇展短肌	跟骨结节的内侧和足底腱膜	第1足趾的近节趾骨的内侧	足底内侧神经(S2–S3)	外展踇趾
小趾展肌	跟骨结节的外侧和足底腱膜	第5足趾的近节趾骨外侧	足底外侧神经(S2–S3)	外展第小趾
趾短屈肌	跟骨结节的内外侧	趾长屈肌腱	足底内侧神经(S2–S3)	屈第2~5趾

(待续)

小腿肌肉和和脚掌(续)

肌肉	起点	止点	神经支配	作用
足底方肌	跟骨	趾长屈肌腱	足底外侧神经(S2–S3)	屈趾时,协助趾长屈肌腱牵向前
蚓状肌	趾长屈肌腱	第2~5趾伸肌	足底内侧和外侧神经(S2–S3)	屈跖趾关节和伸趾骨间关节
跗短屈肌	骰骨和楔骨	第1足趾近节趾骨的内外侧面	足底内侧神经(S2–S3)	屈跗趾
小趾短屈肌	第5跖骨	第5足趾的近节趾骨	足底外侧神经(S2–S3)	屈小趾
跗展肌		第1跖骨的近节趾骨的外侧面	足底外侧神经(S2–S3)	外展跗趾
骨间足底肌	第3~5跖骨	第3~5趾伸肌	足底外侧神经(S2–S3)	外展足趾
骨间背侧肌	第1~5跖骨	第2~4趾伸肌	足底外侧神经(S2–S3)	外展足趾

胫骨前肌

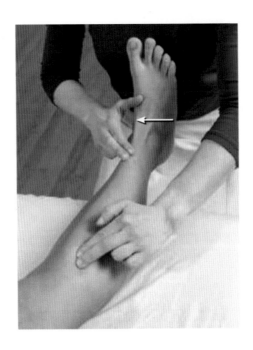

体位

- 患者:把脚踝轻轻地放在桌子上,并始终保持坐位。
- 医生:面对患者,坐位或者站位。

指导

- 从胫骨外侧缘的远端开始触诊。
- 从内侧楔骨和第 1 跖骨附着点开始触诊。
- 为了保证触诊效果,让患者足背屈。
- 触诊所有肌肉和肌腱的起点到止点(反之亦然)。

小贴士

鼓励患者在收缩胫骨前肌时不要伸脚趾,因为这样患者就会趾长伸肌来抵消作用力。

临床拾遗

胫骨前肌的无力是因为腓深神经的损伤或者 L4 的受压,这些都可以导致在步态的摇摆阶段和步态姿势阶段造成一种脚踏步态模式。

趾长伸肌

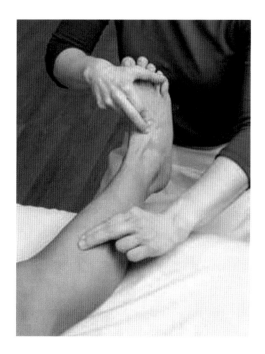

体位

- 患者:把脚踝轻轻地放在桌子上,并始终保持坐位
- 医生:面对患者,坐位或者站位。

指导

- 从胫骨外侧缘和腓骨前缘起端开始触诊。
- 从背侧面第 2~5 中节趾骨和远节趾骨之间的附着点开始触诊。
- 为了保证触诊效果,让患者采用足背屈并且脚趾伸展的姿势。
- 将所有从起点到止点的肌肉和肌腱进行触诊。

姆长伸肌

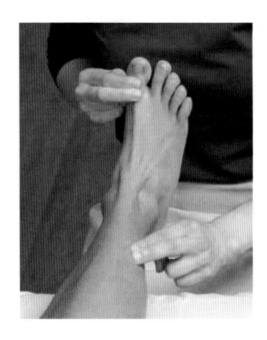

体位

- 患者:把脚踝轻轻地放在桌子上,并始终保持坐位。
- 医生:面对患者,坐位或者站位。

指导

- 从腓骨前面的近端开始触诊。
- 触诊第 1 趾的远节趾骨上的附着点。
- 为了保证触诊效果,让患者伸第 1 足趾。
- 将所有从从起点到止点的肌肉和肌腱进行触诊。

腓骨长肌和短肌

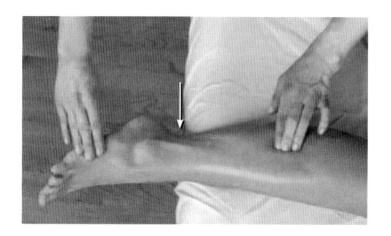

体位

- 患者:侧卧位,将脚踝轻轻地放在桌子上。
- 医生:面对着患者,坐位或站位。

指导

- 从腓骨外侧缘的近端开始,触诊肌群的肌腹。
- 为了保证触诊效果,让患者足外翻,你应该感受到所有的肌腹都在收缩。

小贴士

- 你所使用的力要沿着腓骨短肌到它在第5跖骨粗隆的附着点。
- 因为腓骨长肌深入脚底,所以你不可能将其与腓骨长肌腱隔离开。

临床拾遗

在脚踝扭伤后,这些肌肉非常重要。由于被动稳定性现在已经丧失,所以在功能活动中,有必要增加这些肌肉的力量和动态控制。这些肌肉和肌腱在用力收缩后会受到刺激和脆弱,这并不少见。

腓肠肌

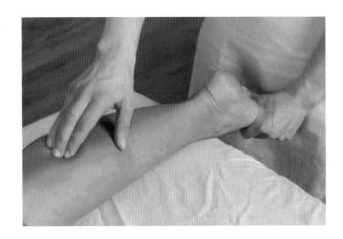

体位

- 患者:俯卧位,将脚踝轻轻地放在桌上。
- 医生:面对着患者,站位或坐位。

指导

- 从小腿的整个后部进行触诊。
- 为了保证触诊效果,让患者保持足跖屈的姿势。
- 对通过跟腱、起点和止点的在跟骨上的肌肉进行触诊。

小贴士

因为这是一个二头肌,当伸膝时,足背屈可能会被限制。对屈膝和伸膝时背屈运动的范围都需要进行评估。

比目鱼肌

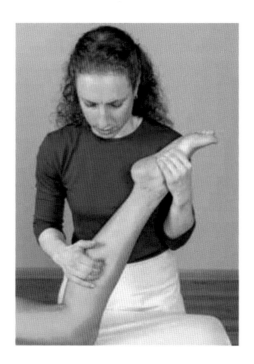

体位

- 患者：俯卧位，屈膝的角度接近 70°。
- 医生：面对着患者，站位或坐位。

指导

- 从腓肠肌开始触诊。
- 移动你的手指深入腓肠肌的一边。
- 为了确保触诊效果，让患者保持足跖曲的姿势，并你会在腓肠肌边界的宽扁肌肉的下面感到有收缩。

小贴士

通过对比目鱼肌更远端的触诊，你就可以区分比目鱼肌和腓肠肌，随之你的操作会更恰当。

屈肌支持带

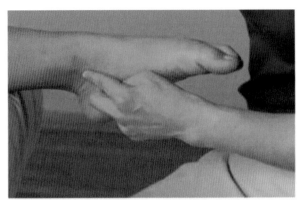

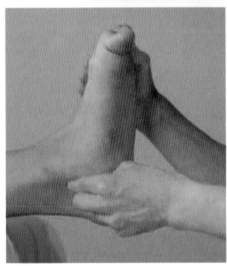
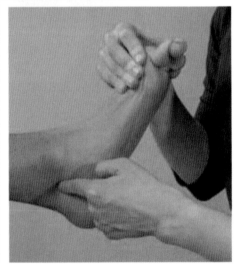

体位

- 患者:仰卧位,将脚踝轻轻地放在桌子上。
- 医生:面对患者,坐位或站位。

指导

- 从脚内踝进行触诊。
- 移动你的手指到脚内踝后方来触诊胫骨后肌。
- 为了确保触诊效果,让你的患者跖曲和扭转踝关节,同时,你需要感受到肌腱在手指下的收缩。
- 为了对趾长屈肌进行触诊,继续在胫骨后肌后方轻轻移动。
- 为了确保触诊效果,让患者屈第 2~5 趾;在你的手指下,就会感受到肌腱的收缩。

- 为了对跟长屈肌进行触诊, 在趾长屈肌后方稍稍移动。
- 为了确保触诊效果, 让患者屈第 1 趾, 你需要感受到肌腱在手指下的收缩。

临床拾遗

对脚内踝的后部进行触诊时感到压痛, 这有可能是腱炎或肌腱炎的信号。如果确实是这种情况, 在临床检查中应该会出现抗反转和抗跖屈的疼痛(Bek, Simsek, Erel, Yakut & Uygur, 2012)。

足底筋膜

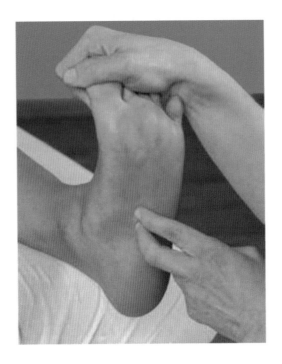

体位

- 患者:把脚踝轻轻地放在桌子上,并始终保持坐位。
- 医生:面对患者,坐位或者站位。

指导

- 被动背屈并且伸第 1~5 趾。
- 从跟骨结节的内侧开始触诊。
- 从内侧跟骨结节开始,沿着足底筋膜向上,触诊第 1~5 跖骨头止点。

小贴士

足底内的肌肉在筋膜深层。由于筋膜很薄,所以很难单独对每个肌肉进行触诊。然而,对某些明显的肌肉,像蹬展短肌和小趾展肌就可以被区分。另外,骨间背侧肌在跖骨体之间是明显的。

踇展短肌

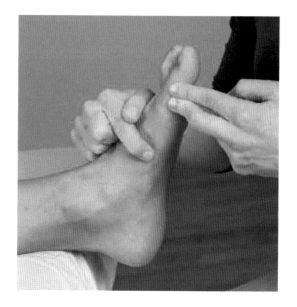

体位

- 患者:把脚踝轻轻地放在桌子上,并始终保持坐位
- 医生:面对患者,坐位或者站位。

指导

- 从跟骨结节内侧的始端开始触诊。
- 从踇趾近节趾骨的附着点开始触诊。
- 沿着起点到止点的肌纤维触诊。
- 为了确保触诊效果,让患者外展踇趾。

小趾展肌

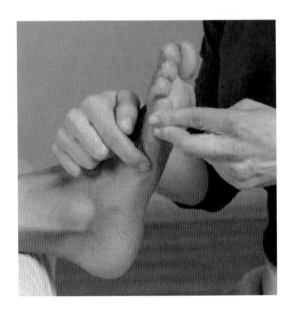

体位

- 患者:把脚踝轻轻地放在桌子上,并始终保持坐位。
- 医生:面对患者,坐位或者站位。

指导

- 从跟骨结节外侧缘的始端开始触诊。
- 从蹈趾近节趾骨外侧缘的附着点开始触诊。
- 沿着起点到止点的肌纤维触诊。
- 为了确保触诊效果,让患者外展小趾。

骨间背侧肌

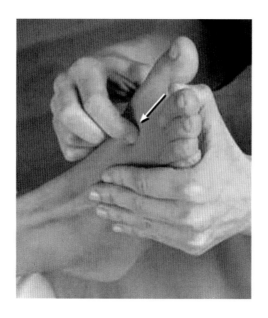

体位

- 患者:把脚踝轻轻地放在桌子上,并始终保持坐位。
- 医生:面对患者,坐位或者站位。

指导

- 从第 1~2 跖骨开始触诊。
- 把你的手指放在第 1 和第 2 跖骨之间。
- 为了确保第 1 骨间背侧肌的触诊效果,患者第 2 趾进行触诊。
- 对剩下的骨间背侧肌采取相同的操作方法进行触诊。

小贴士

脚的中线是第 2 趾,因此第 2 趾可以朝着姆趾的方向外展(由第 1 骨间背侧肌来完成),或者朝远离姆趾的方向外展(由第 2 骨间背侧肌完成)。

外侧副韧带

体位

- 患者:把脚踝轻轻地放在桌子上,并始终坐位。
- 医生:面对患者,坐位或者站位。

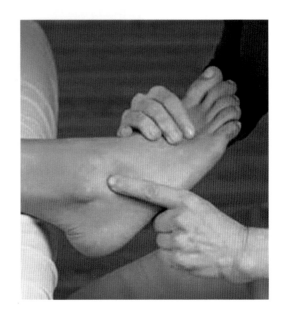

指导

- 从距腓前韧带、跟腓韧带和距腓后韧带在内踝的近端连接处进行触诊。
- 将你的手指从外踝向下、向前移动,来触诊距腓前韧带。
- 将你的手指从外踝向下来触诊跟腓韧带。
- 将你的手指从外踝向下、向后来触诊距腓后韧带。

小贴士

你可能想要使患者的脚踝处于稍微被动倒转的位置, 这样会使韧带更紧并更加容易地触诊。这些韧带被评定时,必须像紧绳一样。

临床拾遗

当处理脚踝扭伤的时候,外科医生通常犯的错误是会对前距腓韧带进行触诊。对脚踝所有的韧带进行评定是重要的,因为不同级别的扭伤涉及其他的韧带。一级扭伤只涉及前距副韧带。二级扭伤涉及前距副韧带和跟腓韧带。三级扭伤涉及所有这3种韧带(van den Bekerom,Kerkhoffs,McCollum,Calder & van Dijk,2012)。

外侧副韧带(三角形的)

体位

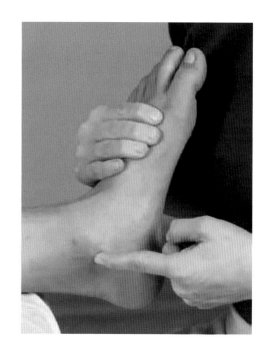

- 患者:把脚踝轻轻地放在桌子上,并始终保持坐位。
- 医生:面对患者,坐位或者站位。

指导

- 从前距腓韧带、跟腓韧带和后距腓韧带在内踝的近端连接处进行触诊。
- 将你的手指从内踝部向下移动到前距腓韧带来进行触诊。
- 将你的手指从内踝部向后移动到跟腓韧带来进行触诊。
- 将你的手指从内踝部向前、向下移动到后距腓韧带来进行触诊。
- 将你的手指从内踝部向前移动到前距腓韧带来进行触诊。

小贴士

- 你可能想要使患者的脚踝处于稍微被动倒转的位置,这样会使韧带更紧并更加容易地触诊。
- 这些韧带被评定时必须像紧绳一样。

临床拾遗

很多人踝关节扭伤都是内翻扭伤,但也有一些患者是外翻扭伤。知道怎样评定脚踝内侧面韧带的完整性是很重要的(Tiemstra,2012)。

足背动脉搏动

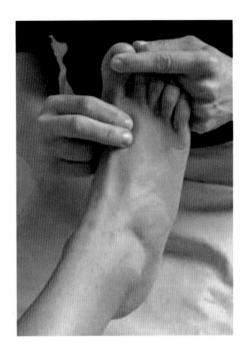

体位

- 患者:把脚踝轻轻地放在桌子上,并始终保持坐位。
- 医生:面对患者,坐位或者站位。

指导

- 从第1跖骨和第2跖骨开始触诊。
- 从姆长伸肌建开始触诊。
- 在第1跖骨和第2跖骨之前的肌腱中横向移动的手指。
- 用你的第2指和第3指,使用柔和的力量来评定搏动。

胫后动脉

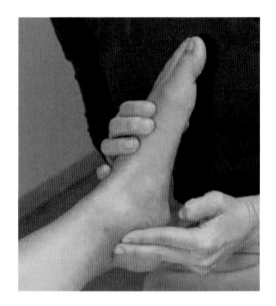

体位

- 患者：把脚踝轻轻地放在桌子上，并始终保持坐位。
- 医生：面对患者，坐位或者站位。

指导

- 从脚踝的内侧面开始触诊。
- 将第 2 和第 3 指移动到内踝的后部。
- 运用柔和的力量来评估脉搏。

小贴士

被动地反转脚踝可能会使这种触诊变得更加容易。

病例分析

病历

在今天早些时候的一场比赛中，努力获取篮板球后着陆困难的 17 岁男孩，在教练帮助下到来康复。患者说，他落在了另一个运动员的脚上并且扭了自己的左脚踝。在脚踝外侧，他感受到尖锐的疼痛，接着就倒在了地上。患者的脚不能支撑自己的体重，所以他不得不需要教练的帮助。教练对他的脚踝进行了冰敷，绷带包裹并且给他 1 对拐杖。这个患者与他的家人和狗居住在 4 层楼高的房子。他是高中团队的首发控卫，目前正被一些一级分校积极招募。

- 仅根据主观的信息，最可能的 3 种诊断是什么？

检查

既往病史	在 14 岁的时候得过胫骨粗隆炎
药物	拒绝服用任何药物、维生素或补充剂
观察	左脚踝外侧面的肿胀扩散，绷带包裹着他的左脚踝
主动关节活动度	背屈角度 0°（中立位），跖屈角度 0°~30°，反转角度 0°~5°，外翻角度 0°~10°
被动关节活动度	一样活跃
徒手肌肉试验	背屈 4/5，跖曲 2+/5（疼痛），内翻 4/5 外翻 3/5 2° 产生疼痛（全在可用范围内）
特殊试验	前抽屉试验阳性 旋外应力试验阴性 下肢挤压试验阴性
其他	患者用双个拐杖走动（最小重量施加于左下肢）

- 根据主观和客观信息的结合，最有可能的 2 种诊断是什么？给出你排除第 3 种诊断的理由。
- 按照你的诊断，对这个患者而言什么结构是需要你触诊的？
- 根据目前所提供的信息，你希望在触点这些结构时能发现什么？

病例解决方案和讨论

根据病历的可能诊断

- 踝关节骨折。
- 高位踝关节扭伤。
- 外侧踝关节扭伤。

根据病历和检查的可能诊断

- 高位踝关节扭伤。
- 外侧踝关节扭伤。

踝关节骨折:踝关节内侧没有出现瘀斑。另外,踝关节骨折是不能承受重量的,这些不支持踝关节骨折。然而,这些测试,还不能完全排除。

待触诊结构

- 内踝。
- 外踝。
- 第 5 跖骨粗隆。
- 前距腓韧带。
- 跟腓韧带。
- 后距腓韧带。

将患者转诊到放射科的决定很大程度上依赖于触诊检查,并且,骨折的可能性不可以被完全排除,直到做完放射测试。因此,所列的远端踝关节的骨结构仍然是触诊检查的一部分,所以触诊检查可以帮助你来做这个决定。

触诊结果

- 注意温柔地对前距腓韧带和后距腓韧带进行触诊。
- 温柔地对全部的腓骨长肌和腓骨短肌进行触诊。

临床推理学

- 高位踝关节扭伤:患者报告的损伤机制、疼痛的位置和难以承受的负重,可能是一种融合性扭伤的表现。然而,对胫腓联合进行的特殊测试阴性允许这种诊断被排除。

- 外踝扭伤:患者报告的损伤机制、疼痛的位置和难以承受的负重可能是脚踝外侧扭伤。弥漫性散开的肿胀,常伴瘀斑(本病例不存在),以及前距骨韧带和跟腓韧带压痛、抽屉试验阳性都是外踝扭伤常见的症状。这些所有的临床表现都可以证实这个推断。

参考文献

第 1 章

Beaman, F. D., Kransdorf, M. J., Andrews, T. R., Murphey, M. D., Arcara, L. K., & Keeling, J. H. (2007). Superficial soft-tissue masses: analysis, diagnosis, and differential considerations. *Radiographics, 27*(2), 509-523.

Birch, R., Misra, P., Stewart, M. P., Eardley, W. G., Ramasamy, A., Brown, K., et al. (2012). Nerve injuries sustained during warfare: part I—Epidemiology. *J Bone Joint Surg Br, 94*(4), 523-528.

Dvorak, J., & Dvorak, V. (1990). General principles of palpation. In W. Gilliar & P. Greenman (Eds.), *Manual Medicine Diagnostics* (2nd ed., pp. 71-75). New York: Thieme.

Dyson, M., Pond, J. B., Joseph, J., & Warwick, R. (1968). The stimulation of tissue regeneration by means of ultrasound. *Clin Sci, 35*(2), 273-285.

Dyson, M., & Suckling, J. (1978). Stimulation of tissue repair by ultrasound: a survey of the mechanisms involved. *Physiotherapy, 64*(4), 105-108.

Elliott, M., & Coventry, A. (2012). Critical care: the eight vital signs of patient monitoring. *Br J Nurs, 21*(10), 621-625.

Frymann, V. (1963). Palpation, its study in the workshop. *AAO Yearbook,* 16-31.

Gerwin, R. D., Shannon, S., Hong, C. Z., Hubbard, D., & Gevirtz, R. (1997). Interrater reliability in myofascial trigger point examination. *Pain, 69*(1-2), 65-73.

Gogia, P. P. (1992). The biology of wound healing. *Ostomy Wound Manage, 38*(9), 12, 14-16, 18-22.

Hsieh, C. Y., Hong, C. Z., Adams, A. H., Platt, K. J., Danielson, C. D., Hoehler, F. K., et al. (2000). Interexaminer reliability of the palpation of trigger points in the trunk and lower limb muscles. *Arch Phys Med Rehabil, 81*(3), 258-264.

Johnson, G. S. (2010). Soft tissue mobilization. In R. A. Donatelli & M. J. Wodden (Eds.), *Orthopaedic Physical Therapy* (4th ed., pp. 612-613). St. Louis: Elsevier.

Magee, D. (2008). *Orthopedic Physical Assessment* (5th ed.). St. Louis: Elsevier.

Maitland, G. (2006). *Maitland's Vertebral Manipulation* (7th ed.). Sydney: Butterworths.

Moore, H., Nichols, C., & Engles, M. (2010). Tissue response. In R. A. Donatelli & M. J. Wodden (Eds.), *Orthopaedic Physical Therapy* (4th ed., pp. 1-2). St. Louis: Elsevier.

Moore, K. L., Agur, A. M., & Dalley, A. R. (2011). *Essential Clinical Anatomy* (4th ed.). Philadelphia: Lippincott, Williams, & Wilkins.

Njoo, K. H., & Van der Does, E. (1994). The occurrence and inter-rater reliability of myofascial trigger points in the quadratus lumborum and gluteus medius: a prospective study in non-specific low back pain patients and controls in general practice. *Pain, 58*(3), 317-323.

Ramsey, S. M. (1997). Holistic manual therapy techniques. *Prim Care, 24*(4), 759-786.

Schultz, G., Rotatori, D. S., & Clark, W. (1991). EGF and TGF-alpha in wound healing and repair. *J Cell Biochem, 45*(4), 346-352.

Stiell, I. G., Wells, G., Laupacis, A., Brison, R., Verbeek, R., Vandemheen, K., et al. (1995). Multicentre trial to introduce the Ottawa ankle rules for use of radiography in acute ankle injuries. Multicentre Ankle Rule Study Group. *BMJ, 311*(7005), 594-597.

Sturgill, L. P., Snyder-Mackler, L., Manal, T. J., & Axe, M. J. (2009). Interrater reliability of a clinical scale to assess knee joint effusion. *J Orthop Sports Phys Ther, 39*(12), 845-849.

Waugh, E. J. (2005). Lateral epicondylalgia or epicondylitis: what's in a name? *J Orthop Sports Phys Ther, 35*(4), 200-202.

第 2 章

Holmlund, A. B., & Axelsson, S. (1996). Temporomandibular arthropathy: correlation between clinical signs and symptoms and arthroscopic findings. *Int J Oral Maxillofac Surg, 25*(3), 178-181.

Manfredini, D., Tognini, F., Zampa, V., & Bosco, M. (2003). Predictive value of clinical findings for temporomandibular joint effusion. *Oral Surg Oral Med Oral Pathol Oral Radiol Endod, 96*(5), 521-526.

Moore, K. L., Agur, A. M., & Dalley, A. R. (2011). *Essential Clinical Anatomy* (4th ed.). Philadelphia: Lippincott, Williams & Wilkins.

Murray, G. M., Bhutada, M., Peck, C. C., Phanachet, I., Sae-Lee, D., & Whittle, T. (2007). The human lateral pterygoid muscle. *Arch Oral Biol, 52*(4), 377-380.

Nassif, N. J., Al-Salleeh, F., & Al-Admawi, M. (2003). The prevalence and treatment needs of symptoms and signs of temporomandibular disorders among young adult males. *J Oral Rehabil, 30*(9), 944-950.

Neumann, D. A. (2010). *Kinesiology of the Musculoskeletal System: Foundations for Rehabilitation* (2nd ed.). Philadelphia: Elsevier.

Okeson, J. P. (2005). *Management of Temporomandibular Disorders and Occlusion* (6th ed.). St. Louis: Mosby.

第 3 章

Burkart, A. C., & Debski, R. E. (2002). Anatomy and function of the glenohumeral ligaments in anterior shoulder instability. *Clin Orthop Relat Res, 400*, 32-39.

Janda, V. (1978). Muscles, central nervous system motor regulation and back problems. In I. M. Korr (Ed.), *The Neurobiologic Mechanisms in Manipulative Therapy* (pp. 27-40). New York: Plenum Press.

Janda, V. (1996). Evaluation of muscular imbalance. In C. Liebenson (Ed.), *Rehabilitation of the Spine: A Practitioner's Manual* (pp. 97-112). Baltimore: Lippincott, Williams & Wilkins.

Kibler, W. B., Sciascia, A., & Wilkes, T. (2012). Scapular dyskinesis and its relation to shoulder injury. *J Am Acad Orthop Surg, 20*(6), 364-372.

Ludewig, P. M., & Cook, T. M. (2002). Translations of the humerus in persons with shoulder impingement symptoms. *J Orthop Sports Phys Ther, 32*(6), 248-259.

Mattingly, G. E., & Mackarey, P. J. (1996). Optimal methods for shoulder tendon palpation: a cadaver study. *Phys Ther, 76*(2), 166-174.

Moore, K. L., Agur, A. M., & Dalley, A. R. (2011). *Essential Clinical Anatomy* (4th ed.). Philadelphia: Lippincott, Williams & Wilkins.

Neumann, D. A. (2010). *Kinesiology of the Musculoskeletal System: Foundations for Rehabilitation* (2nd ed.). Philadelphia: Elsevier.

Pegreffi, F., Paladini, P., Campi, F., & Porcellini, G. (2011). Conservative management of rotator cuff tear. *Sports Med Arthrosc, 19*(4), 348-353.

Picavet, H. S., & Schouten, J. S. (2003). Musculoskeletal pain in the Netherlands: prevalences, consequences and risk groups, the DMC(3)-study. *Pain, 102*(1-2), 167-178.

Prentice, W. E. (2011). *Principles of Athletic Training: A Competency-Based Approach* (14th ed.). New York: McGraw-Hill.

Shah, A. A., Butler, R. B., Sung, S. Y., Wells, J. H., Higgins, L. D., & Warner, J. J. (2011). Clinical outcomes of suprascapular nerve decompression. *J Shoulder Elbow Surg, 20*(6), 975-982.

Steinmann, S. P., & Wood, M. B. (2003). Pectoralis major transfer for serratus anterior paralysis. *J Shoulder Elbow Surg, 12*(6), 555-560.

Thompson, J. C. (2010). Shoulder. *Netter's Concise Orthopaedic Anatomy* (2nd ed., p. 80). Philadelphia: Saunders.

Tillander, B., & Norlin, R. (2002). Intraoperative measurements of the subacromial distance. *Arthroscopy, 18*(4), 347-352.

Waugh, E. J. (2005). Lateral epicondylalgia or epicondylitis: what's in a name? *J Orthop Sports Phys Ther, 35*(4), 200-202.

第 4 章

Banerjee, R., Waterman, B., Padalecki, J., & Robertson, W. (2011). Management of distal clavicle fractures. *J Am Acad Orthop Surg, 19*(7), 392-401.

Borstad, J. D. (2008). Measurement of pectoralis minor muscle length: validation and clinical application. *J Orthop Sports Phys Ther, 38*(4), 169-174.

Bourghli, A., & Fabre, A. (2012). Proximal end clavicle fracture from a parachute jumping injury. *Orthop Traumatol Surg Res, 98*(2), 238-241.

Lewis, J. S., & Valentine, R. E. (2007). The pectoralis minor length test: a study of the intra-rater reliability and diagnostic accuracy in subjects with and without shoulder symptoms. *BMC Musculoskelet Disord, 8*(64), 1-10.

Lindgren, K. A., Leino, E., Hakola, M., & Hamberg, J. (1990). Cervical spine rotation and lateral flexion combine motion in the examination of the thoracic outlet. *Arch Phys Med Rehabil, 71*(5), 343-344.

Moore, K. L., Agur, A. M., & Dalley, A. R. (2011). *Essential Clinical Anatomy* (4th ed.). Philadelphia: Lippincott, Williams & Wilkins.

Neumann, D. A. (2010). *Kinesiology of the Musculoskeletal System: Foundations for Rehabilitation* (2nd ed.). Philadelphia: Elsevier.

Thompson, J. C. (2010). Shoulder. *Netter's Concise Orthopaedic Anatomy* (2nd ed., pp. 80). Philadelphia: Saunders.

Tillander, B., & Norlin, R. (2002). Intraoperative measurements of the subacromial distance. *Arthroscopy, 18*(4), 347-352.

第 5 章

Gonzalez-Iglesias, J., Cleland, J. A., del Rosario Gutierrez-Vega, M., & Fernandez-de-las-Penas, C. (2011). Multimodal management of lateral epicondylalgia in rock climbers: a prospective case series. *J Manipulative Physiol Ther, 34*(9), 635-642.

Kraushaar, B. S., & Nirschl, R. P. (1999). Tendinosis of the elbow (tennis elbow). Clinical features and findings of histological, immunohistochemical, and electron microscopy studies. *J Bone Joint Surg Am, 81*(2), 259-278.

Moore, K. L., Agur, A. M., & Dalley, A. R. (2011). *Essential Clinical Anatomy* (4th ed.). Philadelphia: Lippincott, Williams & Wilkins.

Neumann, D. A. (2010). *Kinesiology of the Musculoskeletal System: Foundations for Rehabilitation* (2nd ed.). Philadelphia: Elsevier.

Regan, W. D., Korinek, S. L., Morrey, B. F., & An, K. N. (1991). Biomechanical study of ligaments around the elbow joint. *Clin Orthop Relat Res, 271*, 170-179.

第 6 章

Akalin, E., El, O., Peker, O., Senocak, O., Tamci, S., Gulbahar, S., et al. (2002). Treatment of carpal tunnel syndrome with nerve and tendon gliding exercises. *Am J Phys Med Rehabil, 81*(2), 108-113.

Grover, R. (1996). Clinical assessment of scaphoid injuries and the detection of fractures. *J Hand Surg Br, 21*(3), 341-343.

Kitay, A., & Wolfe, S. W. (2012). Scapholunate instability: current concepts in diagnosis and management. *J Hand Surg Am, 37*(10), 2175-2196.

Moore, K. L., Agur, A. M., & Dalley, A. R. (2011). *Essential Clinical Anatomy* (4th ed.). Philadelphia: Lippincott, Williams & Wilkins.

Neumann, D. A. (2010). *Kinesiology of the Musculoskeletal System: Foundations for Rehabilitation* (2nd ed.). Philadelphia: Elsevier.

第 7 章

Beer, A., Treleaven, J., & Jull, G. (2012). Can a functional postural exercise improve performance in the cranio-cervical flexion test?—a preliminary study. *Man Ther, 17*(3), 219-224.

Bialosky, J. E., Bishop, M. D., & George, S. Z. (2008). Regional interdependence: a musculoskeletal examination model whose time has come. *J Orthop Sports Phys Ther, 38*(3), 159-160, author reply 160.

Croft, P. R., Lewis, M., Papageorgiou, A. C., Thomas, E., Jayson, M. I., Macfarlane, G. J., et al. (2001). Risk factors for neck pain: a longitudinal study in the general population. *Pain, 93*(3), 317-325.

Diab, A. A. (2012). The role of forward head correction in management of adolescent idiopathic scoliotic patients: a randomized controlled trial. *Clin Rehabil, 26*(12), 1123-1132.

Diab, A. A., & Moustafa, I. M. (2011). The efficacy of forward head correction on nerve root function and pain in cervical spondylotic radiculopathy: a randomized trial. *Clin Rehabil, 26*(4), 351-361.

Kelly, M., Cardy, N., Melvin, E., Reddin, C., Ward, C., & Wilson, F. (2012). The cranio-cervical flexion test: an investigation of performance in young asymptomatic subjects. *Man Ther, 18*(1), 83-86.

Moore, K. L., Agur, A. M., & Dalley, A. R. (2011). *Essential Clinical Anatomy* (4th ed.). Philadelphia: Lippincott, Williams & Wilkins.

Neumann, D. A. (2010). *Kinesiology of the Musculoskeletal System: Foundations for Rehabilitation* (2nd ed.). Philadelphia: Elsevier.

Ulbrich, E. J., Aeberhard, R., Wetli, S., Busato, A., Boesch, C., Zimmermann, H., et al. (2012). Cervical muscle area measurements in whiplash patients: acute, 3, and 6 months of follow-up. *J Magn Reson Imaging, 36*(6), 1413-1420.

Wainner, R. S., Whitman, J. M., Cleland, J. A., & Flynn, T. W. (2007). Regional interdependence: a musculoskeletal examination model whose time has come. *J Orthop Sports Phys Ther, 37*(11), 658-660.

第 8 章

Bialosky, J. E., Bishop, M. D., & George, S. Z. (2008). Regional interdependence: a musculoskeletal examination model whose time has come. *J Orthop Sports Phys Ther, 38*(3), 159-160; author reply 160.

Chakraverty, R., Pynsent, P., & Isaacs, K. (2007). Which spinal levels are identified by palpation of the iliac crests and the posterior superior iliac spines? *J Anat, 210*(2), 232-236.

Chakraverty, R. C., Pynsent, P. B., Westwood, A., & Chakraverty, J. K. (2007). Identification of the correct lumbar level using passive intersegmental motion testing. *Anaesthesia, 62*(11), 1121-1125.

Cleland, J., & Koppenhaver, S. (2011). *Netter's Orthopaedic Clinical Examination: An Evidence-Based Approach* (2nd ed.). Philadelphia: Elsevier.

Goode, A., Hegedus, E. J., Sizer, P., Brismee, J. M., Linberg, A., & Cook, C. E. (2008). Three-dimensional movements of the sacroiliac joint: a systematic review of the literature and assessment of clinical utility. *J Man Manip Ther, 16*(1), 25-38.

Hides, J. A., Belavy, D. L., Cassar, L., Williams, M., Wilson, S. J., & Richardson, C. A. (2009). Altered response of the anterolateral abdominal muscles to simulated weight-bearing in subjects with low back pain. *Eur Spine J, 18*(3), 410-418.

Hides, J. A., Stanton, W. R., McMahon, S., Sims, K., & Richardson, C. A. (2008). Effect of stabilization training on multifidus muscle cross-sectional area among young elite cricketers with low back pain. *J Orthop Sports Phys Ther, 38*(3), 101-108.

Hodges, P. W. (1999). Is there a role for transversus abdominis in lumbo-pelvic stability? *Man Ther, 4*(2), 74-86.

Hodges, P. W., & Richardson, C. A. (1999). Altered trunk muscle recruitment in people with low back pain with upper limb movement at different speeds. *Arch Phys Med Rehabil, 80*(9), 1005-1012.

Kim, H. W., Ko, Y. J., Rhee, W. I., Lee, J. S., Lim, J. E., Lee, S. J., et al. (2007). Interexaminer reliability and accuracy of posterior superior iliac spine and iliac crest palpation for spinal level estimations. *J Manipulative Physiol Ther, 30*(5), 386-389.

Moore, K. L., Agur, A. M., & Dalley, A. R. (2011). *Essential Clinical Anatomy* (4th ed.). Philadelphia: Lippincott, Williams & Wilkins.

Neumann, D. A. (2010). *Kinesiology of the Musculoskeletal System: Foundations for Rehabilitation* (2nd ed.). Philadelphia: Elsevier.

Wainner, R. S., Whitman, J. M., Cleland, J. A., & Flynn, T. W. (2007). Regional interdependence: a musculoskeletal examination model whose time has come. *J Orthop Sports Phys Ther, 37*(11), 658-660.

Walker, B. F. (2000). The prevalence of low back pain: a systematic review of the literature from 1966 to 1998. *J Spinal Disord, 13*(3), 205-217.

第 9 章

Ali, K., & Leland, J. M. (2012). Hamstring strains and tears in the athlete. *Clin Sports Med, 31*(2), 263-272.

Avrahami, D., & Choudur, H. N. (2010). Adductor tendinopathy in a hockey player with persistent groin pain: a case report. *J Can Chiropr Assoc, 54*(4), 264-270.

Chakraverty, R., Pynsent, P., & Isaacs, K. (2007). Which spinal levels are identified by palpation of the iliac crests and the posterior superior iliac spines? *J Anat, 210*(2), 232-236.

McKinney, B. I., Nelson, C., & Carrion, W. (2009). Apophyseal avulsion fractures of the hip and pelvis. *Orthopedics, 32*(1), 42.

Moore, K. L., Agur, A. M., & Dalley, A. R. (2011). *Essential Clinical Anatomy* (4th ed.). Philadelphia: Lippincott, Williams & Wilkins.

Neumann, D. A. (2010). *Kinesiology of the Musculoskeletal System: Foundations for Rehabilitation* (2nd ed.). Philadelphia: Elsevier.

Prentice, W. E. (2011). *Principles of Athletic Training: A Competency-Based Approach* (14th ed.). New York: McGraw-Hill.

第 10 章

Couture, J. F., Al-Juhani, W., Forsythe, M. E., Lenczner, E., Marien, R., & Burman, M. (2012). Joint line fullness and meniscal pathology. *Sports Health, 4*(1), 47-50.

Danzig, L., Resnick, D., Gonsalves, M., & Akeson, W. H. (1983). Blood supply to the normal and abnormal menisci of the human knee. *Clin Orthop Relat Res, 172,* 271-276.

Foss, K. B., Myer, G. D., Chen, S. S., & Hewett, T. E. (2012). Expected prevalence from the differential diagnosis of anterior knee pain in adolescent female athletes during preparticipation screening. *J Athl Train, 47*(5), 519-524.

Frommer, C., & Masaracchio, M. (2009). The use of patellar taping in the treatment of a patient with a medial collateral ligament sprain. *N Am J Sports Phys Ther, 4*(2), 60-69.

Laprade, R. F., & Wijdicks, C. A. (2012). The management of injuries to the medial side of the knee. *J Orthop Sports Phys Ther, 42*(3), 221-233.

Magee, D. (2008). *Orthopedic Physical Assessment* (5th ed.). St. Louis: Elsevier.

Meister, B. R., Michael, S. P., Moyer, R. A., Kelly, J. D., & Schneck, C. D. (2000). Anatomy and kinematics of the lateral collateral ligament of the knee. *Am J Sports Med, 28*(6), 869-878.

Moore, K. L., Agur, A. M., & Dalley, A. R. (2011). *Essential Clinical Anatomy* (4th ed.). Philadelphia: Lippincott, Williams & Wilkins.

Neumann, D. A. (2010). *Kinesiology of the Musculoskeletal System: Foundations for Rehabilitation* (2nd ed.). Philadelphia: Elsevier.

Pascarella, A., Alam, M., Pascarella, F., Latte, C., Di Salvatore, M. G., & Maffulli, N. (2011). Arthroscopic management of chronic patellar tendinopathy. *Am J Sports Med, 39*(9), 1975-1983.

Strauss, E. J., Kim, S., Calcei, J. G., & Park, D. (2011). Iliotibial band syndrome: evaluation and management. *J Am Acad Orthop Surg, 19*(12), 728-736.

Sturgill, L. P., Snyder-Mackler, L., Manal, T. J., & Axe, M. J. (2009). Interrater reliability of a clinical scale to assess knee joint effusion. *J Orthop Sports Phys Ther, 39*(12), 845-849.

第 11 章

Adams, W. R. 2nd (2010). Morton's neuroma. *Clin Podiatr Med Surg, 27*(4), 535-545.

Bek, N., Simsek, I. E., Erel, S., Yakut, Y., & Uygur, F. (2012). Home-based general versus center-based selective rehabilitation in patients with posterior tibial tendon dysfunction. *Acta Orthop Traumatol Turc, 46*(4), 286-292.

Loudon, J. K., Manske, R. C., & Reiman, M. P. (2013). *Clinical Mechanics and Kinesiology* (1st ed.). Champaign, IL: Human Kinetics.

Moore, K. L., Agur, A. M., & Dalley, A. R. (2011). *Essential Clinical Anatomy* (4th ed.). Philadelphia: Lippincott, Williams & Wilkins.

Neumann, D. A. (2010). *Kinesiology of the Musculoskeletal System: Foundations for Rehabilitation* (2nd ed.). Philadelphia: Elsevier.

Stiell, I. G., Wells, G., Laupacis, A., Brison, R., Verbeek, R., Vandemheen, K., et al. (1995). Multicentre trial to introduce the Ottawa ankle rules for use of radiography in acute ankle injuries. Multicentre Ankle Rule Study Group. *BMJ, 311*(7005), 594-597.

Tiemstra, J. D. (2012). Update on acute ankle sprains. *Am Fam Physician, 85*(12), 1170-1176.

van den Bekerom, M. P., Kerkhoffs, G. M., McCollum, G. A., Calder, J. D., & van Dijk, C. N. (2012). Management of acute lateral ankle ligament injury in the athlete. *Knee Surg Sports Traumatol Arthrosc, 21*(6):1390-1395.

Zwitser, E. W., & Breederveld, R. S. (2010). Fractures of the fifth metatarsal; diagnosis and treatment. *Injury, 41*(6), 555-562.

索 引